족심도 건강법

이영일 지음
족심도 건강법

초판 인쇄 / 2011년 5월 05일
재판 인쇄 / 2016년 7월 20일

지은이 / 이영일
펴낸이 / 김경옥
편집 / 이진만 염민정
펴낸곳 / 도서출판 온북스
등록번호 / 제 312-2003-000042호
등록년월일 / 2003년 8월 14일
주소 / 서울시 은평구 은평로 194-6 B동 502호
전화 / 02) 303-0762, 2273-4602
팩스 / 02) 303-2010, 2274-4602
전자우편 / bjs4602@hanmail.net

ISBN 978-89-92364-35-5 (93510)
＊잘못된 책은 바꾸어 드립니다.

족심도 건강법

이영일 지음

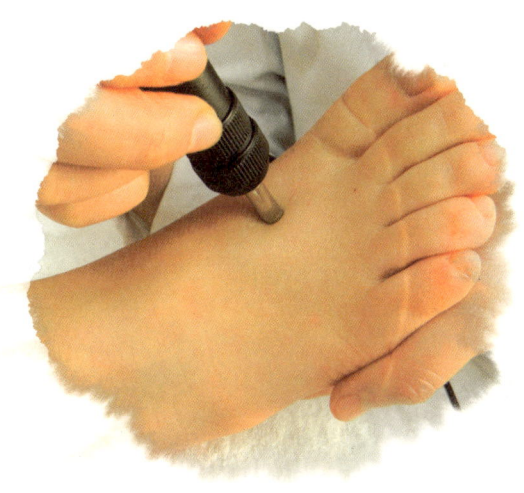

온북스
onbooks

: 머리글 :

건강 제일 족심도

　족심도 건강법(足心道 健康法)은 족부 반사구요법(足部 反射區療法, Reflexology)을 뜻하며 반사구의 반사점(反射点)을 자극하여 질병을 예방·치료하는 건강법으로서, 중국고대의서 중의경전(中醫經典)의 황제내경(黃帝內經) 관지법(觀趾法)에 기록되어 있는 발 반사에 의한 건강요법의 기원이 족심도 건강법이다.
　반사구의 반사점(反射点)은 침구(鍼灸)의 한 점(点)과 같은 작은 점을 말하며 이를 반사구로 명칭한다.

　'발은 제2의 심장이다' 라고 칭한다. 족심도 건강법은 사람의 발바닥, 발등, 발의 내측, 발의 외측, 발 모양을 관찰하고 발 부위의 정확한 반사구를 시술함으로써 인체의 모든 질병을 예방하며 질병을 근본적으로 치료하는 신비스러운 효과를 경험할 수 있는 건강법이며, 발은 인체의 심장과 비교될 만큼 중요하다.
　발 건강법은 중국, 인도, 일본, 태국 등 각국에서 발에 대한 건강법을 연구해 왔으며 앞으로 발 건강에 대한 연구는 계속되어 대체학의 한 분야로 접목 되리라고 확신하는 바이다.

현재 성행하고 있는 발관리 요법은 가정에서도 누구나 쉽게 응용할 수 있고 건강요법으로 많이 하고 있다. 그러나 마사지나 지압요법으로 할 수 있는 치료법은 구체적으로 언급하지 못하고 발을 인체의 건강에 중요성만을 강조하고 있으며 치료의 실제에 대한 설명으로 효과를 보기는 충분하지 못할 지는 모르나 여러분은 중국 여행에서 발 마사지를 체험했을 것이다. 중국 뿐만 아니라 태국 한국에서도 발 마사지는 시원한 느낌은 아주 만족한다. 그러나 질병관리의 만족은 느끼지 못할 것이다.

　중국 고대의서에서 전해오는 건강법은 연구와 임상을 통하여 현실에 맞는 건강법으로 적립하지 못하고 종주국인 중국(中國)에서조차 뿌리가 의심스러울 정도로 족료원(足療院)이란 간판을 걸어놓고 발로 질병을 치료한다는 족료(足療)가 마사지 기법으로 행하여지고 있는 것이 현실이다. 중국 관광을 다녀온 사람은 중국에서 발 마사지를 받은 경험이 있을 것이다.

　족심도 건강관리와 발 마사지와의 차이점은 임상을 통하여 확실하게 체험할 수가 있다. 그래서 이번에 다시 족심도 건강법을 발간함에 있어서 정확한 치료 반사구(反射區)의 반사점(反射点)을 임상연구를 통하여 상세하게 기록하였고 누구에게나 건강회복에 도움이 될 수 있도록 배려해서 쉽게 개정판을 엮으려고 노력했다.
　병의 증상에 대한 치료의 여러 반사점(反射点)을 필요로 하는 치료의 실제에 대한 설명은 충분하지 못한 점이 있으나 질병의 특징별로 건강을 관리하는데 중점을 두었다.

건강서적류는 전문가 이외는 이해하기가 어려운데 족심도 건강법은 누구나 보고 쉽게 이해할 수 있고 질병을 관리하면 신비롭게 효과를 볼 수 있도록 사진과 반사점종합도표로 설명하였다.

족심도 건강법은 때와 장소에 구애받지 않고 어디서나 시술할 수 있으며 부작용이 없고 난치병, 성인병, 급·만성 신경성통증으로 병고에 시달리는 이들에게 족심도 건강법을 통하여 건강을 회복하고 행복한 생활을 영위하는데 도움될 수 있도록 수기관리법과 레이저 조사 관리법을 동시에 기록하였다.

족심도 건강법은 수기요법으로 손가락 또는 봉을 사용하여 반사구를 시술하는 기법으로 관리하였으나 의료기술 발전의 혜택으로 레이저 조사관리법을 함께 행할 수 있도록 하였다. 손가락으로 시술하면 질병과 관계있는 반사구는 그 증상에 따라 반사구를 시술할 때 반사구에 심한 통증을 느끼게 되며 병의 증상이 심하면 통증은 더 심하게 느낀다. 이런 점이 족심도 수기법의 단점이라고 할 수 있다. 그래서 이러한 단점을 보완하기 위한 자석요법, 전기충격요법, 침, 뜸 요법 등의 임상연구와 여러 가지 물질과 기구를 통하여 연구하였으나 수기요법 외에는 효과를 볼 수가 없었다.

오늘날 과학문명은 고도로 발전하여 의료분야에 많은 혜택을 주고있다. 그래서 족심도 건강법도 과학의 도움을 접하게 되어서 최첨단 저 출력 레이저 조사기로 반사점을 조사하면 레이저가 인체에 미치는 영향과 반사작용의 효과가 배가 되어 질병의 치료효과에 크게 도움이 된다는 사실을 임상을 통하여 확인하게 되었다. 레이저로 관리하면 통증과 부작용이 전혀 없으며 어린이와 노약자에게 편안하게 관리할 수가 있고 그 효과가 신비롭다는 사실은 본인의 뇌, 심장, 간, 비뇨기계통, 신경계통 등을 엄격한 조사방법과 여러 가지 임상실험 기간을 통하여 확인하고 가족들에게 거듭 확인한 후 레이저 조사관리를 할 수가 있었다.

가정용 저 출력 레이저는 누구나 쉽게 구입하여 사용하기에는 가격이 고가이고 대중화되지 않아서 레이저 관리가 활성화 되지 못하고 있는 점을 유감스럽게 생각하며 앞으로 많은 사람들에게 보급되어 누구나 부담없이 사용하면서 건강생활에 도움이 되리라고 믿는다.

족심도 건강법을 올바르게 이해하고 실행하여 건강관리를 한다면 우리의 건강을 확실히 지켜줄 것이다. 본인이 큰 뜻을 품고 중국에 가서 중국의학(中國醫學) 족료 건강법(足療 健康法) 경락서각 건강법(經絡犀角 健康法) 등의 많은 건강법 연구를 하는 동안 신변보호와 학업 침식 등 오늘이 있기까지 지도하여 주신 중국(中國) 요녕중의학회(遼寧中醫學會) 정관주(鄭官珠) 박사(博士)님과 미국에 체류 하는 동안 조금도 불편함이 없도록 도움을 주신 미래헬스 이기원 회장님께 감사 드리고 C.A, Los Angeles 세계반사학협회(World Reflexology Association)을 창립하여 주시고 본인을 병원에서 의사대우로 근무할 수 있도록 저에게 베풀어 주신 L.A, Western병원 허 준(許俊) 원장님께 늘 고마운 마음 간직하고 있다.

  개정판 발간에 물심양면으로 협조하여 주신 세계족심도협회 부산 지회 탁준길 회장님과 도서출판 온북스 배준석 사장님과 임직원 여러분께 고마움을 전한다.
  족심도 건강관리법은 세계족심도협회 학술연구원에서 족심도 건강법에 대한 임상과 연구를 계속하여 발표할 것을 약속한다. 그리고 독자 여러분에게 족심도 건강법이 건강생활에 도움이 되어 건강과 행복이 늘 함께 하시기를 기원한다.

세계족심도협회 회장
세계반사학협회 명예회장

이 영 일

: 개정판을 내면서 :

　중국에서 족심도를 수학하고 만 5년 동안 임상연구를 하면서 여러 가지 어려움도 많았지만 중도에서 포기하지 않고 연구한 결과 협회창립 20주년을 맞아 족심도 건강관리 개정판을 엮어 내게 되었습니다.
　오늘이 있기까지 많은 분들의 도움과 협조가 있었습니다.
　그 누구보다 감사하게 생각하는 사람은 저에게 발을 제공하여 주신 분들입니다. 그 분들로 하여금 임상연구를 할 수가 있었기에 오늘의 영광이 있으며 아울러 그동안 물심양면으로 도움을 주시고 격려와 충고로 이끌어주신 많은 분에게도 감사를 드립니다.

　족심도 건강관리는 건강을 다스리는 대체의학의 한 분야이기에 늘 긴장하고 발을 조심스럽게 잡고 반사구의 반사점을 한 점 한 점을 관리 할 때마다 정신을 집중하고 정성을 다하여 건강관리를 하면서 족심도 건강관리의 신비로운 효과로 건강이 회복되었을 때 느끼는 감정은 그동안 어렵고 힘들었던 일들은 밑거름이 되었고 앞으로 더 열심히 연구하여 대체의학의 한 분야를 확실하게 지켜나갈 것입니다.

족심도 건강관리는 수기 관리와 레이저 관리를 병행하도록 엮어서 구독자 여러분께서 편리한 점도 있지만 레이저 건강관리는 레이저를 구입하여야 관리할 수가 있고 현제 가정용 레이저 가격이 누구나 부담 없이 구입할 수 있는 대중화가 되어있지 않아서 안타깝게 생각합니다.

본인이 족심도 건강관리법을 수학하고 임상연구를 실행하는 동안 3차에 걸쳐 새로운 개정판을 출판하게 되었으나, 대체의학 분야에 관한 연구이기에 너무나 힘겨운 일들이 많았고 앞으로 풀어야 할 숙제가 산재합니다.

그러나 20세기를 살아가는 한 사람으로서 오랫동안 가슴 속에 소중하게 간직한 대체의학의 한 분야로 족심도 건강법 연구결과의 일면이라도 발표하면서 소중하고 진실한 노력의 마음을 담으려고 노력했습니다.

많이 부족한 자신이 죄송스럽고 부끄러우나, 늦깎이로 족심도 건강법을 출판하면서 국민건강에 도움이 되기를 바랍니다.

목 차

머리글 · 4
개정판을 내면서 · 9
족심도 반사점 종합도표 · 16

제1장 | 족심도 건강법의 개요

1. 족심도 건강법의 개요 · 24
2. 족심도 건강관리 기능
3. 족심도 반사점(足心道反射点)은 무엇인가? · 27
4. 족심도 건강법 검사이론
5. 족심도 반사구 질병 검사법 · 32
6. 족심도 건강법과 혈액순환
7. 지족장수(知足長壽) 건강제일 · 37
8. 걷지 않는 현대인

제2장 | 족심도 건강관리 원칙

1. 족심도 건강관리 원칙 · 44
2. 족심도 건강관리 용어
3. L-lode 건강검사 방법 · 53
4. 족심도 저출력 레이저(Laser) 건강관리
5. 족심도 안면신경 관리법 · 67
6. 기력수(氣力水) 손(手) 발(足) 온욕 건강법

제3장 | 반사구 위치 및 반사점 관리

1. 뇌하수체(腦下垂體, Hypophysis) · 82
2. 대뇌(大腦, Cerebrum)
3. 소뇌(小腦, Cerebellum) · 86
4. 삼차신경(三叉神經, Trigeminal nerve)
5. 전두골(前頭骨, Frontal bone) · 90
6. 코(鼻, Nose)
7. 눈(眼, Eye) · 94
8. 귀(耳, Ear)
9. 내이신경(內耳神經, Acoustic nerve) · 98
10. 상악(上顎, Maxilla)
11. 편도선(扁桃腺, Tonsil) · 102
12. 식도(食道, Esophagus)
13. 갑상선(甲狀腺, Thyroid gland) · 106
14. 부갑상선(副甲狀腺, Parathyroid gland)
15. 부신경(副神經, Accessory nerve) · 110
16. 목(Neck)
17. 흉선(胸腺, Thymus) · 114
18. 흉(胸, Thorax)
19. 횡격막(橫隔膜, Diaphragm) · 118
20. 폐(肺, Lung)
21. 기관지(氣管支, Bronchus) · 122
22. 심장(心臟, Heart)
23. 비장(脾臟, Spleen) · 126
24. 간장(肝臟, Liver)
25. 늑골(肋骨, Ribs) · 130

26. 견관절(肩關節, Shoulder joint) · 132
27. 견갑골(肩胛骨, Scapula)
28. 주관절(肘關節, Elbow joint) · 136
29. 슬관절(膝關節, Knee joint)
30. 생식기(生殖器, Genital or Reproductive system) · 140
31. 자궁(子宮, Uterus)
32. 전립선(前立腺, Prostate gland) · 146
33. 복막(腹膜, Peritoneum)
34. 복강구(腹腔溝, Abdominal orifice) · 150
35. 위장(胃臟, Stomach)
36. 췌장(膵臟, Pancreas) · 154
37. 십이지장(十二指腸, Duodenum)
38. 소장(小腸, Small intestine) · 158
39. 상행결장(上行結腸, Ascending colon)
40. 횡행결장(橫行結腸, Transverse colon) · 162
41. 하행결장(下行結腸, Descending colon)
42. 직장(直腸, Rectum) · 166
43. 복강신경총(腹腔神經叢, Celiac ganglion)
44. 항문(肛門, Anus) · 170
45. 맹장(盲腸, Cecum)
46. 신장(腎臟, Kidney) · 174
47. 부신(副腎, Adrenal gland)
48. 요관(尿管, Ureter) · 178
49. 방광(膀胱, Bladder)
50. 요도(尿道, Urethra) · 182
51. 상신임파선(上身巴腺, Lymphatic vessels above the umbilicus)

52. 하신임파선(下身淋巴腺, Lymphatic vessels below the umbilicus) · 186
53. 경추(頸椎, Cervical vertebrae)
54. 흉추(胸椎, Thoracic vertebrae) · 190
55. 요추(腰椎, Lumbar vertebrae)
56. 미골(尾骨, Coccyx) · 194
57. 고관절(股關節, Hip joint)
58. 외측천골(外側薦骨, Lat·sacral crest) · 198
59. 내측천골(內側薦骨, Med·sacral crest)
60. 좌골신경(坐骨神經, Sciatic nerve) · 202

제4장 | 족심도 반사구 반사점 질병건강관리

1. 소화기 계통 질병 · 206
2. 호흡기 계통 질병
3. 심장과 혈관 질병 · 215
4. 비뇨기계통 질병
5. 면역계통 및 내분비계통 질병 · 219
6. 생식기계통 질병
7. 신경계통 질병 · 224
8. 운동기관 질병
9. 피부병 · 230
10. 안과 질병
11. 귀, 코, 인후 질병 · 233
12. 급 구
13. 종양·암 예방(각종 암은 정기검사 전에 예방합시다) · 236
14. 족심도 건강법 통증관리

제5장 | 여성건강 관리

1. 식욕부진 및 미각장애 · 246
2. 위통과 위경련
3. 비만 · 248
4. 변비와 치질
5. 고혈압 · 251
6. 저혈압
7. 당뇨병 · 253
8. 간장병
9. 여드름 · 255
10. 생리통
11. 불임증 · 257
12. 갑상선 ·
13. 무릎관절 통증 · 260
14. 기관지염
15. 피부 · 263
16. 갱년기 장애
17. 두통 · 267
18. 요통
19. 견 관절 통증 · 270
20. 성인병 예방

족심도 반사점 종합도표
足心道 反射点 綜合圖表
JOKSIMDO FOOT REFLEXIVE ZONES GRAPH

❖ 발은 제2의 심장이다.

❖ 知足健康 - 발을 알면 장수한다.

❖ 足心道는 당신과 가족의 健康을 확실히 지켜줍니다.

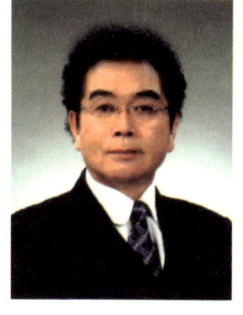

족심도(족부반사점요법:Reflexology)건강법은 중국 의학이 물려준 귀한 유산이며, 동양의학의 맥락으로 만인에게 전승되어온 건강법으로 병을 예방하고 이미 발병된 병을 근본적으로 치료할 수 있는 확실한 물리적 치료요법입니다. 족심도 건강법을 올바르게 이해하고 실천한다면 건강한 생활을 확신합니다.

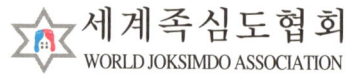

세계족심도협회
WORLD JOKSIMDO ASSOCIATION

오른쪽 발바닥(右脚)

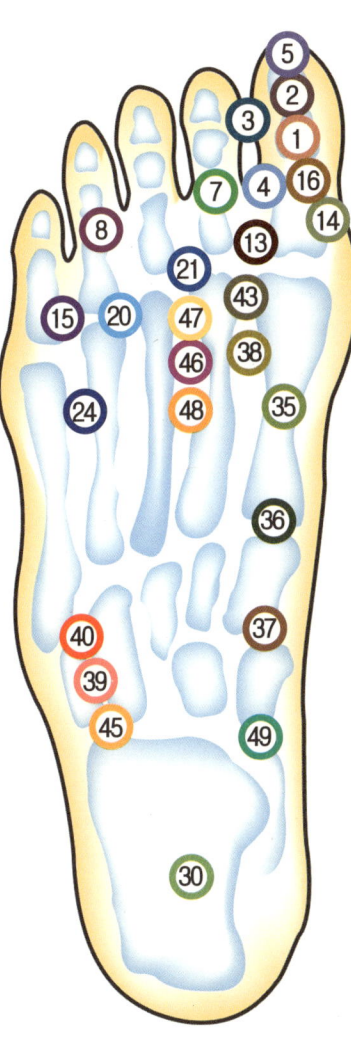

① 뇌하수체(腦下垂體)   Pituitary galnd
② 대뇌(大腦)   Cerebrum
③ 소뇌(小腦)   Cere bellum
④ 삼차신경(三叉神經)   Trigeminal
⑤ 전두골(前頭骨)   Frontal bone
⑦ 눈(眼)   Eye
⑧ 귀(耳)   Ear
⑬ 갑상선(甲狀腺)   Thyroidgland
⑭ 부갑상선(副甲狀腺) Parathiyroid
⑮ 부신경(副神經)   Accessory
⑯ 목   Neck
⑳ 폐(肺)   Lung
㉑ 기관지(氣管支)   Bronchus
㉔ 간장(肝腸)   Liver
㉚ 생식기(生殖器)   Genital or reproductive
㉟ 위장(胃腸)   Stomach
㊱ 췌장(膵腸)   Pancreas
㊲ 십이지장(十二指腸) Duodenum
㊳ 소장(小腸)   Small intestine
㊴ 상행결장(上行結場) Asceding colon
㊵ 횡행결장(橫行結場) Transsverse colon
㊸ 복강신경총(腹腔神經叢) Celiacganglion
㊺ 맹장(盲腸)   Cecum
㊻ 신장(腎腸)   Kidney
㊼ 부신(副腎)   Suprarenal gland
㊽ 요관(尿管)   Ureter
㊾ 방광(膀胱)   Bladder

왼쪽 발바닥(左脚)

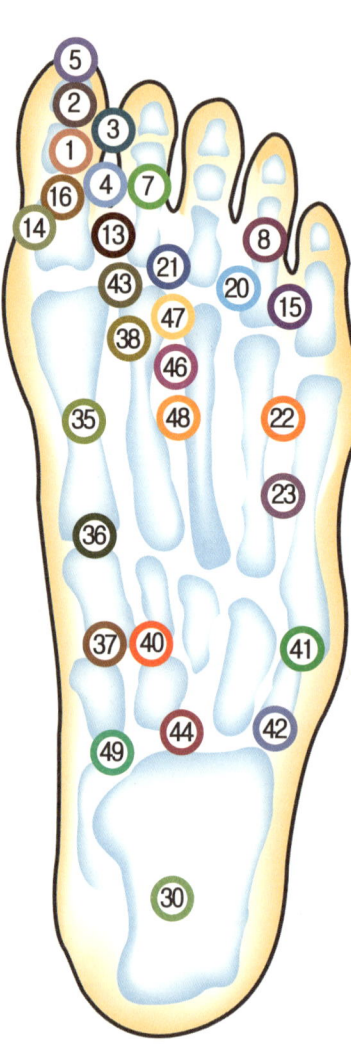

① 뇌하수체(腦下垂體)　Pituitary galnd
② 대뇌(大腦)　Cerebrum
③ 소뇌(小腦)　Cere bellum
④ 삼차신경(三叉神經)　Trigeminal
⑤ 전두골(前頭骨)　Frontal bone
⑦ 눈(眼)　Eye
⑧ 귀(耳)　Ear
⑬ 갑상선(甲狀腺)　Thyroidgland
⑭ 부갑상선(副甲狀腺)　Parathiyroid
⑮ 부신경(副神經)　Accessory
⑯ 목, 경항(頸項)　Neck
⑳ 폐(肺)　Lung
㉑ 기관지(氣管支)　Bronchus
㉒ 심장(心腸)　Heart
㉓ 비장(脾腸)　Splleen
㉚ 생식기(生殖器)　Genital or reproductive
㉟ 위장(胃腸)　Stomach
㊱ 췌장(膵腸)　Pancreas
㊲ 십이지장(十二指腸)　Duodenum
㊳ 소장(小腸)　Small intestine
㊵ 횡행결장(橫行結場)　Transsverse colon
㊶ 하행결장(下行結場)　Descending colon
㊷ 직장(直腸)　Rectum
㊸ 복강신경총(腹腔神經叢)　Celiacganglion
㊹ 항문(肛門)　Anus
㊻ 신장(腎腸)　Kidney
㊼ 부신(副腎)　Suprarenal gland
㊽ 요관(尿管)　Ureter
㊾ 방광(膀胱)　Bladder

발 등(脚背)

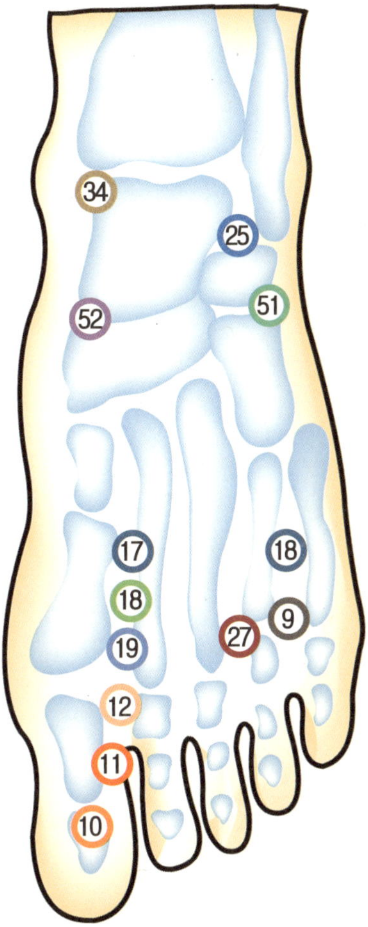

⑨	내이신경(內耳神經)	Acoustic nerve
⑩	상악(上顎)	Maxilla
⑪	편도선(扁桃腺)	Tonsil
⑫	식도(食道)	Esophagus
⑰	흉선(胸腺)	Thymus
⑱	흉(胸)	Thorax
⑲	횡격막(橫隔膜)	Diaphragm
㉕	늑골(肋骨)	Ribs
㉗	견갑골(肩胛骨)	Scapula
㉞	복강구(腹腔區)	Abdominal orifice
51	상신임파선(上身淋巴腺)	
52	하신임파선(下身淋巴腺)	

발 바깥쪽(脚外側)

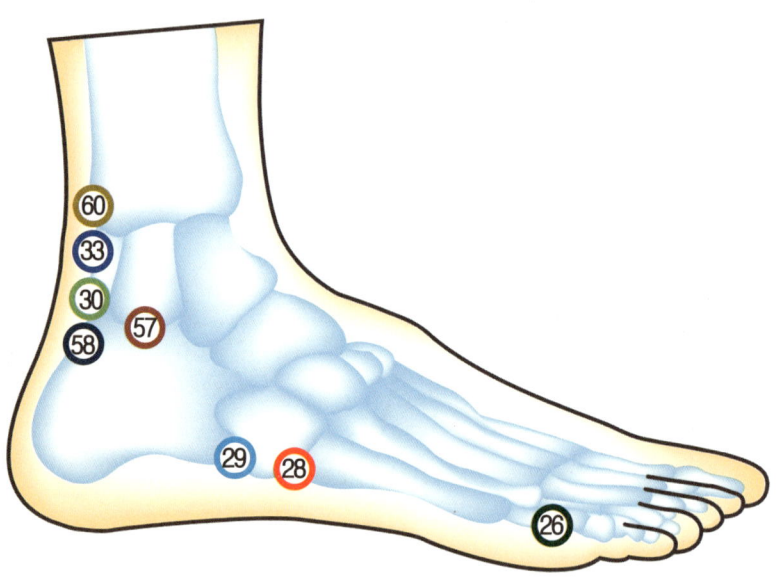

㉖ 견관절(肩關節)　　Shoulder joint
㉘ 주관절(肘關節)　　Elbow joint
㉙ 슬관절(膝關節)　　Knee joint
㉚ 생식기(生殖器)　　Genital or reproducitve
㉝ 복막(腹膜)　　　　Fasciae of Abdomen
㊼ 고관절(股關節)　　Hip joint
㊾ 외측천골(外側薦骨)　Lat. sacral crest
㊿ 좌골신경(坐骨神經)　Sciatic nerve

발 안쪽(脚內側)

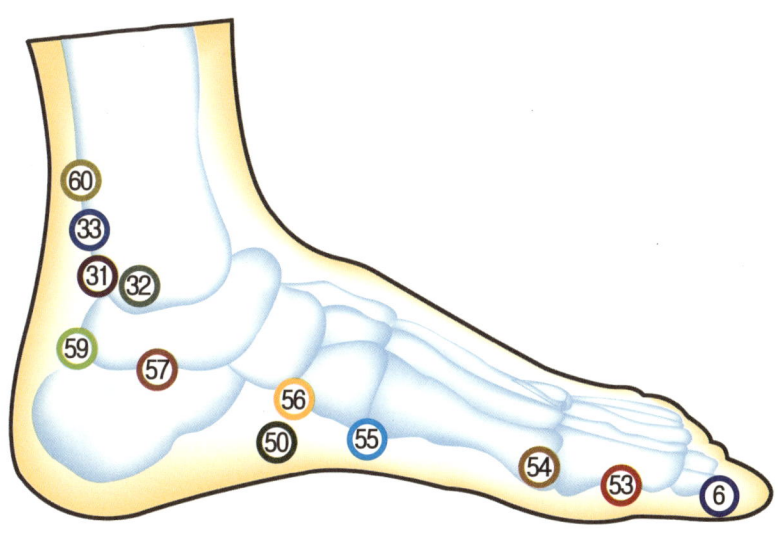

⑥	코(鼻)	Nose
㉛	자궁(子宮)	Uterus or womb
㉜	전립선(前立腺)	Prostate
㉝	복막(腹膜)	Fasciae of Abdomen
㊿	요도(尿道)	Urethra
㊼	경추(頸椎)	Cervical vertebrae
㊾	흉추(胸椎)	Backbone
㊾	요추(腰椎)	lumbar vertebrae
㊾	미골(尾骨)	Coccyx
㊾	고관절(股關節)	Hip joint
㊾	내측천골(內側薦骨)	Med sacrlcrest
⑥⓪	좌골신경(坐骨神經)	Sciatic nerve

제 **1** 장

족심도 건강법의 개요

 족심도 건강법의 개요

족심도 건강법은 오천년 전의 중국 고대의서인 황제내경(黃帝內經)에 기록되어 있는 관지법(觀趾法)이 기원이 된다. 족심도 건강법은 발에 분포되어 있는 반사구의 반사점을 자극하여 반사원리를 이용한 자연물리요법으로 치료효과가 탁월하게 나타나는 건강법이다.

중국의 역사 변천과 더불어 오늘에 이르기까지 침구술과 지압요법 등 민속전래 건강법과 더불어 중국의 족료(足療) 족심도가 선진국에서 관심있게 연구되어 최근 미국의 크리스틴 리셀(Christine Lessel)여사가 족심도 반사구요법(Reflexology-Art Science and History, 1990)의 과학적이고 물리적인 효과의 연구결과를 발표하면서 선진 각국의 의학자들에게도 알려졌다고 한다.

현재는 미국 로스엔젤레스 Western병원 허 준 원장은 세계반사학협회를 창립 회장으로 활동하고 세계족심도협회 이영일 회장이 명예회장으로 활동하면서 미주 지역과 한국을 비롯하여 족심도의 종주국인 중국 등 해외에 지회를 설립하여 전 인류의 건강증진 및 질병 치료에 기여하려고 노력하고 있다.

세계족심도협회의 족심도 건강법은 반사점과 기법의 임상연구를 통하여 적립하였으며 이를 위해 본서의 영문판 교재를 가능한 빠른 시일 내에 발간하여 해외 족심도 건강법의 교육과 전파에 활용하고자 하며 세계 모든 국가에 지회를 설립, 명실공히 족심도 건강법을 세계 제일의 건강법으로 발전시키는 것을 목표로 열심히 임상연구하고 있다.

 ## 족심도 건강관리 기능

족심도 건강법은 반드시 족심도 건강요법의 원칙에 따라 실시하여야 하며, 족심도 건강법은 수기법, 또는 레이저 조사 관리법으로 양 발의 반사구의 반사점을 관리하여 신체의 신경반사작용으로 인한 인체내의 조절작용과 순환작용의 평형을 유지하도록 하며 장부와 피모의 기능에 도움을 주며, 혈액순환작용, 정혈작용, 진통작용, 기혈조절작용, 세포 영양작용, 내분비선 기능조절, 면역능력증강, 안면신경이완, 노화방지 및 물리적 관리효과를 볼 수 있다.

 # 족심도 반사점(足心道 反射点)은 무엇인가?

족심도 반사구는 발 부위에 위치한 반사구를 말하며 정확한 부위는 발바닥, 발의 내측과 발의 외측 및 발등에 분포되어 있는 반사구의 반사점(反射点)이다.

발의 각 부위에 위치한 반사구는 인체의 각 기관에 직접 관계가 있는 신경(神經)이 밀집되어 있는 곳이다. 그러므로 신체부위의 어느 기관에 병이 발생하였을 때 그 기관의 반사점요법을 실행하면 신경은 전기와 같이 즉시 급속도로 전달되어 통증을 멈추게 하고 건강을 회복하게 된다.

족심도 반사는 뼈와 뼈 사이에 위치하며 근육층에는 깊고 오목한 부위에 위치하므로 정확한 반사점을 찾아야 한다. 따라서 요통(허리통증)으로 인한 심한 고통을 느낄 때 허리의 국부에 지압하면 얼마 동안은 통증을 잊게 될지는 모르나 얼마 후 다시 통증으로 고통을 느끼게 된다. 족심도 반사점건강법 관리방법은 통증을 느끼는 허리에는 손도 대지 아니하고 족심도 반사점의 요추 반사구를 시술하면 된다.

세계 족심도 협회는 세계 반사학 협회와 공동연구를 통하여 계속 새로운 반사점을 발견하여 임상실험을 하고 있는 중이다.

족심도 건강관리는 인간에게 발병되는 전반적인 질병을 반사점을 관리하여 건강을 회복하게 된다.

족심도 반사점을 15분 동안 관리한 후 혈액순환을 비교하면 남자는 매초 14mm~22mm, 여자는 12.5mm~29mm가 상승되고 발가락 체온은 관리 전 20°~22°에서 관리 후 26°~28°로 높아지며 손은 32°에서 37°로 높아지게 된다.

 ## 족심도 건강법 검사이론

척수신경이 반사점과 연관되어 신경의 경로를 따라서 관리하는 이론으로서 해당 장부의 질병과 다리와 두부, 신체의 혈액순환을 조절할 목적으로 이용하는 족심도 반사점요법을 통한 검사방법이다.

족심도 반사점을 관리하면 다리부위의 혈관이 확장되어 두부로 올라가면서 모든 혈액을 유도 인하시키는 작용을 한다. 그러므로 상승된 혈액을 인하시키기 위해서 발의 운동을 많이 할수록 건강에 유익하고 특히 정신노동자나 스트레스가 많이 쌓이는 사람에게는 족심도 반사구요법이 더욱 필요한 것이다.

반사점에는 척수에서 나온 신경이 분포되어 있는데 그 중에서도 요추선골에서 나온 신경이 하지로 내려와 모두 발바닥과 발등에서 끝난다. 그렇기 때문에 내장이나 골반내강에 질병이 발생하면 요추나 선골신경에 이상이 생기고 그 반응이 하지에서 족부로 나타나게 된다.

사람은 피로하거나 질병이 발생하면 요추나 선골신경에 이상이 생기면서 그 반응이 하지에서 족부로 나타나게 되므로 즉각적인 반응이 발에 나타나는 것이다.

발이 퉁퉁 붓고 뜨거워지거나 반대로 차가워지면 혈액이 나빠지며 피부병 가려움증 등이 일어난다. 또는 땀이 너무 많이 나거나 땀이 나지 않는 등의 반응이 나타나기 때문에 발을 먼저 검사할 필요성을 갖는다. 이와 같이 발에서 병적인 반응이 나타나는 것은 발의 혈액순환이 잘 안 된다는 표시이다.

이럴 때 족심도 반사점요법을 시행하면 혈액순환이 잘되어 발의 피로가 없어지고, 족심도 반사구요법은 척수신경에 많은 도움을 준다.
건강한 발은 붓지 않고, 무좀이 생기지 않으며 건조하지 않고 차갑지 않으며 따뜻하다.

동양의학상 건강기준은 음승양강(陰昇陽降)에 있다. 사람은 정신이 안정되면 심신이 조화되면서 건강하지만 신경을 쓰거나 노하거나 흥분하면, 모든 기운은 머리위로 상승되어 어지럽고 현기증이 심하면서 두통과 목이 뻐근하고 눈이 침침하며 코가 막히고 귀가 밝지 못하며 윗몸이 부자연스럽고, 어깨가 항상 무거우며 가래가 끓어 오르고 숨이 차면서 하지에 힘이 없고 허리에도 힘이 빠지게 된다. 이런 것을 음허화동(陰虛火動)이라고 한다. 신장이 허하여 심화가 동했다는 뜻이다.

이럴 때 족심도 반사점요법을 하면 수승화강(水昇火降)이 잘 된다. 사람은 이와 같이 음허화동이 된 상태에서 모든 질병이 발생되고 외부에서 많은 질병이 침입하게 되므로 음인 신기를 튼튼하게 보하여 기를 상승시켜 뜨거워진 열화를 식혀야 하고 심화는 하체로 내려와서 차가워진 복부와 손 발을 따뜻하게 해 주어야 하는 것을 음승양강 또는 수승화강 이라고 한다.

사람의 건강은 수승화강이 잘되는 것에서부터 시작되고 수승화강이 안 되는 것에서부터 질병이 발생되므로 사람은 항상 수승화강이 잘 되도록 노력을 하여야 한다. 이와 같이 음승양강이 잘되게 하기 위해서는 족심도 반사점관리를 하여야 한다.

족심도 반사점요법은 누구나 배우기 쉽고, 부작용이 없기 때문에 안심하고 반사점 요법을 시행할 수 있고 효과가 빠르고 신비롭기 때문에 한 번 익혀두면 본인의 건강은 물론 가족이 모두 건강한 생활을 할 수 있는 자연비법으로 족심도 건강법을 여러분께 알려 도움을 주고자 한다.

 족심도 반사점 질병 검사법

인체의 장부와 조직은 발의 반사점과 밀접한 관계가 있다. 즉, 인체 부위에 질병이 발생되면 즉각 발의 해당부위 반사구에 변화가 나타나며 반사구를 검사하면 그 질병의 상태를 정확하게 알 수 있고, 수술한 장부의 반사점은 깊으며 불의의 사고나 충격으로 출혈이 되었을 때는 12시간 내지 24시간 안에 해당 반사점이 검은 색으로 변하는 현상이 나타난다.

인체의 질병검사는 반사구의 정확한 반사점을 수기요법으로 경압 중압으로 검사할 때 통증의 반응에 따라 질병의 진행을 판단할 수가있으며 이와 같은 현상이 반사점에 나타나기 때문에 반사점을 검사하면 인체의 질병을 발견하게 되고 확실한 원인과 질병상태를 검사할 수 있다.

특수 건강검사방법은 L-lode 검사방법을 참고하시기 바란다.

1) 족심도 반사점 검사순서

발은 먼저 왼쪽발의 반사점부터 검사하고 관리하는 것이 원칙이다. 제일 먼저 발의 생김새를 살펴본다.

- 첫째 : 평족은 아닌가?
- 둘째 : 발가락과 발모양이 변형되지 않았는가?
- 셋째 : 티눈과 무좀이나 굳은 살은 없는가?
- 넷째 : 발의 색상은 어떠한가?

그 다음 발바닥, 발 내측, 발 외측, 발등을 검사하고 환자에게 질병 발생시기, 원인, 직업, 관리병력 등을 문진하여 참고한다.

2) 반사점 가압〈경압, 중압, 강압〉검사방법

전반적인 발의 상태를 검사한 후 나타난 현상과 병력을 참고하여 반사구를 가압 관리하면서 인체의 질병을 검사하는데 처음에는 경압으로 검사하여야 하며 차차 중압을 실시하며 강압은 사용하여서는 안 된다. 단, 발 뒤꿈치의 생식기계통은 중압 또는 강압을 필요에 따라 관리하여도 좋다.

인체의 어느 부위나 강압을 하면 신경이 경직되어 저리거나 쥐가 나는 마비현상이 나타난다. 이러한 현상은 나중에 부작용이 나타날 수 있으므로 강압으로 관리하면 안 된다. 특히 어린이와 노약자에게는 중압도 강압이 될 수 있으므로 유념하여야 한다. 누르거나 밀 때 좁쌀 알, 요철, 물소리 같은 것이 감지되면 이것은 노폐물이 응고되어 있으므로 중점적으로 관리하여야 한다. 이와 같이 노폐물이 발의 어느 반사구에서 감지되는지가 중요하다. 노폐물이 감지되는 반사구와 연결되는 장부와 신경은 반드시 이상이 있기 때문이다.

3) 발의 발바닥 내측, 외측, 발등 검사

(1) 발바닥 : 엄지발가락은 머리부위에 속하며 뇌 반사구가 엄지발가락에 분포되어 있으며 발가락 뿌리 부위는 눈과 귀의 반사구이고 장부와 소화기계통 반사구, 비뇨기계통 반사구, 발 뒤꿈치의 생식기계 반사구가 분포되어 있다. 심장, 비장, 하행결장, 직장, 항문의 반사구는 왼발에 있으며, 간장, 담낭, 맹장, 상행결장의 반사구는 오른발에 있으며, 그 외의 반사구는 양쪽 발에 함께 분포되어 있다.

(2) 발 내측 : 경추, 흉추, 요추, 미골, 고관절, 자궁, 전립선, 복막 반사구가 분포되어 있다.

(3) 발 외측 : 견관절, 주관절, 슬관절, 생식기계 등의 반사구가 분포되어 있다.

(4) 발등 : 흉, 흉선, 내이신경, 상신임파선, 하신 임파선, 상악, 하악, 복강구, 늑골의 중요한 반사구가 분포되어 있다.

 족심도 건강법과 혈액순환

　발에서 내장기능 조절작용과 전신 혈액순환에 많은 영향을 미치고 있다는 것은 그 동안 내장체성 반사와 인체 각 부분에 미치는 영향을 연구한 결과 입증된 사실이다. 반사점요법으로 질병을 관리하는 데는 한계가 있고 내장의 질병관리에도 한계가 있을 수 있으나 상승된 또는 저하된 부위를 개선시킬 수 있다는 것이 매우 큰 장점이다.

　사람은 신경을 많이 쓰게 되면 많은 혈액이 상승하게 되고, 혈액이 상승하면 다리 부위에는 혈액순환이 잘 안 돼 차거나 붓거나 저림이 일어나면서 무좀이 생기고 하체가 허약해지기 마련이지만 이럴 때 족심도 반사구요법을 정기적으로 실시하면 혈액순환에 큰 도움을 주게 된다. 그러므로 족심도 반사구요법은 상승된 혈액을 하지로 유도해 주고 하지에 정체된 혈액(부종)은 상승하게 함으로 인체의 피로회복과 건강증진에 도움을 준다.

 지족장수(知足長壽) 건강제일

족심도 반사점 관리로 몸 관리를 잘하면 무병장수 하게 된다. 인체의 생리작용은 놀랄 만큼 완벽하다. 원래 인간의 육체는 병에 걸리지 않도록 창조되었으며 설사 병이 생긴다 해도 인체는 자연치유력에 의하여 스스로 낫게 되는 것이다. 헨리 지 빌러는 <음식이 최고의 약>이란 그의 저서에서 "관리는 병보다 더 나쁘다"고 갈파하고 있다.

인체에 왜 병이 발생하는가? 그것은 인간의 잘못 때문이다. 인간의 잘못으로 몸이 굳고, 막히고, 가스가 차서 기능을 다하지 못하는 데서 병의 원인이 생긴다. 이는 현대인에게 가장 흔한 현상이요, 죽음에 이르는 근본 원인이 되는 것이다. 현대의학의 한계도 바로 여기에 있다.

사람의 몸이 굳어지는 대표적인 현상으로 간 경화증, 동맥경화증 등이 있고, 막히는 병은 뇌혈관이 막히는 뇌혈관 협착증과 전립선이 막혀서 소변이 제대로 나오지 않는 증상 등이 있다. 막힌 혈관이 터지면 뇌출혈이 되어서 식물인간이나 반신불수가 된다. 전립선이 막히면 남자들에게 공포감을 주는데 옛말에 '뭐니 뭐니 해도 오줌 못 싸는 병이 가장 큰 병' 이란 말처럼 전립선은 글자 그대로 앞으로 서게 하는 것이다. 전립선 비대증상이나 염증이 생기면 앞으로 서지 않아 남자 구실을 제대로 할 수 없다. 뿐만 아니라 물이 새는 수도꼭지처럼 오줌이 계속 뚝뚝 떨어져 생활에 큰 불편을 느끼게 된다.

변비도 역시 굳고 막히기 때문인데 만병의 근원이 된다. 배변은 매일 규칙적인 것이 좋으며 만약 하루만 용변이 제대로 되지 않으면 2조 마리의 세균이 생긴다고 하니 얼마나 무서운 일인가? 굳고 막히고 가스가 차면 혈액이 독성화 된다. 흐르는 물이 썩지 않는 것과 같이 독성화된 피가 세포조직에 공급되면 세포에 노폐물이 축적되어 끝내는 인체에서 활력을 앗아 가면서 병이 생기게 되니 결국 병은 몸이 굳고 막히거나 가스가 차서 독성화 되기 때문이라고 말할 수 있다. 그릇된 식습관과 불건전한 생활, 약물남용과 운동부족, 대자연에 역행하는 생활로 피 속에 정체된 독소가 심장, 간장, 폐장, 비장과 피부를 손상시키며 일어나는 현상이다.

질병은 독소를 신체 밖으로 배출하려는 격렬한 인체내의 시도이다. 간장과 신장이 독소제거에 실패하면 독소(노폐물)가 피 속에 들어가게 되며 허파와 피부가 대리기관으로 작용하여 독소를 밖으로 내몰게 되는데, 이 현상이 바로 기관지염, 폐렴, 피부병이다. 그러므로 환자를 건강한 몸으로 만들어 주려면 독소를 빨리 제거하는 것이 첩경이다.

우리 몸에 들어오는 모든 음식물과 약물에는 독성이 있는데 이를 제거하지 못하면 독이 온몸에 퍼진다. '간장, 신장병에 약이 없고 조용한 살인자' 라는 말은 이를 일컫는 뜻이다. 생활학적 견지에서 인체를 보면 1차 방어선은 소화기관이며, 2차 방어선은 간이고, 내분비선은 3차 방어선을 구축하는 것이다. 이런 방어선이 무너지면 인체의 자연치유력은 현저하게 저하된다.

독소가 제거되어 몸이 깨끗하게 되고 마음을 다스려 자신과 믿음을 가지고 감사하는 마음으로 살아갈 때 자연치유력은 상승된다. 대체적으로 오랜 세월 고질병에 시달린 사람은 마음마저 병들게 된다. 여기서 우리는 "중요한 것은 병이 아니라 몸이며, 몸보다 더욱 중요한 것은 마음이다." 라는 결론을 얻을 수 있다. 자기병에 대하여 잘 안다고 자부하는 박사는 병은 나을 수있을지 몰라도 몸이 낫기는 어렵다.

 ## 걷지 않는 현대인

주로 차를 타고 다니는 운동부족의 현대인들에게 평발로 인하여 건강상태가 좋지 않는 사람들이 늘어나고 현대병과 성인병의 원인이 될 수가 있다. 평발이란 발바닥이 아치 모양으로 움푹 들어 가야할 부분이 내려앉아 발바닥이 평평하게 된 것을 말한다. 발에 가해지는 충격을 완화해주는 역할을 하는 아치가 없어지며 조금만 걸어도 발바닥과 종아리가 아프며 쉬 피로가 오고 요통과 두통, 혈압상승 등의 질병을 가져오기도 한다. 또한 평발인 사람은 무릎이 안쪽으로 들어가 몸 전체가 앞으로 기울어지고 등이 굽어 요통이 잘 생긴다.

다리의 신경은 모두 허리에서 나와 뇌에 연결되는데 다리에 불쾌감이 생기면서 스트레스의 원인이 되어 두통과 혈압상승 등을 유발한다. 이와 같은 평발은 선천적으로 타고난 것일 수도 있으나 요즈음에는 운동부족과 체중과다인 경우나 장시간 서서 일하는 경우 관절염, 외상 등에서 후천적으로 오는 경우도 있다.

평발은 몸의 무게를 받지 않는 이완된 상태에서는 아치가 형성돼 있는 것처럼 보이는 경우도 있으나 땅을 딛고 일어서면 발바닥 전체가 거의 땅에 닿는 평발이 된다. 가정에서 쉽게 평발을 알아볼 수 있는 방법은 발바닥에 밀가루를 바른 후 서면 정상발인 경우 발바닥의 바깥부분 일부만 밀가루가 묻게 되나 평발인 경우에는 발바닥 거의 전부 밀가루가 묻는다. 족문을 봐서도 구분할 수 있다.

 이런 평발을 관리하기 위해 구두 안에 부드러운 보조 아치를 부착시켜 아치를 유지시켜 주는 방법과 관리법으로 의자에 앉은 상태에서 무릎을 쭉 펴고 발목관절과 발가락 관절을 밑으로 굽혀서 10초간 있다가 다시 3초간 쉬는 동작을 반복하면 도움이 된다. 또한 집에서 가능하다면 맨발로 생활하는 것이 건강에 효과적이다. 맨발로 모래 위나 잔디밭을 걸어다니는 것이 좋다. 신발 선택도 중요한데 발의 뒷부분은 꼭 맞고 앞부분은 1cm 정도의 여유가 있는 신발이 좋다.

 한편 어린이는 3~4세 유아기까지는 발바닥에 지방층이 많아 얼른 보면 아치가 없는 것처럼 보이나 5~6세가 되면 아치가 나타나므로 부모들이 너무 일찍 걱정할 필요는 없다.

제 **2** 장

족심도 건강관리 원칙

# 족심도 건강관리 원칙

족심도 반사구(足心道反射區)의 반사점(反射点) 요법(療法)

1. 족심도 반사점 검사 원칙

(1) 정확한 반사구의 반사점을 검사하고 관리하여야 한다.
　▶ 반사점은 범위가 크지 않고 침구의 점 하나와 같다.
(2) 정확한 수기요법으로 가압(경압, 중압, 강압)으로 검사와 관리 하여야 한다.
　▶ 강압은 신경과 근육이 경직된다.
(3) 목 위 부위는 오른쪽은 왼쪽 발, 왼쪽은 오른쪽 발을 검사 및 관리한다.
　▶ 신경교차의 원칙으로 인체중심의 정확한 절반이다.
(4) 족심도 건강법 관리는 반드시 왼쪽 발부터 관리하고 다음에 오른쪽 발을 관리한다.
　▶ 심장의 장기가 왼쪽 발에 위치하고 있다.
(5) 처음 시작할 때는 반드시 기본 반사점 요법을 실시한다.
　▶ 뇌기능안정 내분비계통균등 신진대사 작용 원활.
(6) 마지막 관리는 무릎 위 15cm까지 관리하여 주고 끝마친다.
　▶ 기본 반사점과 건강관리 반사점을 관리 후 혈액순환과 관리효과를 배가하기 위함.

2. 족심도 반사점 검사 순서

(1) 발바닥 : 평발, 굳은살, 티눈, 발바닥 색상.
(2) 발가락 : 무좀, 발가락 변형, 발톱 색상.
(3) 발의 내측과 외측 : 외반무지, 발의변형,
(4) 발등 : 통통한 발, 부종, 발등 색상.
(5) 발의 생김새와 색상 : 발 변형, 발가락 변형, 자주색, 종합관찰.

3. 족심도 반사점 검사 방법

1) 무통검사
(1) 발바닥이 두터운 사람
(2) 발가락이 변형된 사람
(3) 유아, 노인, 남과 여
(4) 10세 미만은 민감
(5) 갑자기 쓰러진 사람
(6) 정신병자
(7) 자주색은 재발 가능, 하늘색은 어혈

2) 유통검사
(1) 어떠한 장기든 수술한 부위는 깊다.
(2) 이상이 있으면 쌀알, 물소리, 요철 등의 노폐물이 감지된다.
(3) 이상이 있는 반사점은 깜짝 놀라면서 통증을 느낀다.
(4) 티눈, 무좀이 있는 반사점과 연결된 장부와 신경근육은 좋지 않다.

(5) 이상이 있는 반사점은 저린 감각이 있다.
(6) 처음 검사 할 때는 손가락으로 경압으로 시작하여 중압을 한다.

4. 족심도 반사점 관리방법

1) 수기 사용법
(1) 엄지손가락 머리
(2) 엄지손가락 배
(3) 검지손가락 굽혀서
(4) 검지손가락과 장지손가락을 굽혀서
(5) 검지손가락과 장지손가락을 굽혀서 집게로 사용
(6) 양손 엄지손가락 머리와 배
(7) 엄지손가락으로 검지손가락을 누른다.

2) 봉 사용법
(1) 나무 봉 (세균오염으로 사용하지 않는 것이 바람직하다.)
(2) 무소 뿔 봉
(3) 음이온 특수제작 봉

3) 손가락 사용(수기) 및 봉 관리법
(1) 반사구를 5초 동안 가압하고 3초 를 쉬는 방법으로 관리한다.
(2) 질병예방 및 질병관리 : 한 반사점을 6회~8회를 연속가압 관리를 실시한다.

4) 레이저 사용법

(1) 질병예방 : 30초-1분 조사

(2) 질병관리 : 1분-2분 조사

5. 족심도 반사점 관리준비

1) 관리 지도자

(1) 손톱을 짧게 깎는다.

(2) 손을 깨끗이 닦는다.

(3) 정신을 집중하고 대화를 금한다.

(4) 검사 시에는 반드시 손으로 검사한다.

(5) 관리 후 봉과 레이저 손잡이는 소독하고 보관한다.

(6) 따뜻한 차를 마신다.

2) 피관리자

(1) 발을 깨끗이 씻는다.(관리 전에 기력수 수족 온욕 실시)

(2) 발톱을 깎는다.

(3) 안정을 취하여야 한다.

(4) 관리 후 2~3분 안정을 취한 후 일어난다.

(5) 따뜻한 차를 마신다.

3) 특별원칙

(1) 지도자와 피지도자는 정확한 요법에 따라 관리하여야 한다.

(2) 지도자와 피지도자는 심리적으로 안정을 취하여야 한다.

6. 족심도 반사점 관리 주의사항

(1) 족심도 반사점요법 관리 후 1~2분간 휴식을 취한 뒤 더운 녹차나 더운 물을 마시면 배설 작용이 증강되고 독소와 유해 노폐물을 배출한다. 그러므로 관리자와 피관리자는 더운 물 1컵은 꼭 마셔야 한다.

(2) 족심도 반사점 관리를 시작할 때는 반드시 기본 반사점을 관리하여야 한다.

(3) 기본 반사점 : 뇌하수체, 신장, 요관, 방광, 심장, 간장이 기본 반사점이다.

⊙ 주의사항
  (1) 각종출혈 중
  (2) 임신기간
  (3) 생리기간
  (4) 중병환자
  (5) 선천적 장애
  (6) 각종 암
  (7) 노환 (가족은 관리해도 좋다)
  (8) 수술 후 3개월 이내
  (9) 식사 후 1시간 이내

7. 족심도 반사점요법의 장점

(1) 부작용이 없다.
(2) 어린이와 노약자에게도 관리할 수 있다.
(3) 아프지 않다.(수기요법은 건강에 이상이 있으면 아프다.)
(4) 배우기 쉽고 관리하기 쉽다.
(5) 몸의 질병을 조기에 발견한다.
(6) 혈액순환 장애를 원활하게 한다.
(7) 경직된 신경근육을 풀어 준다.
(8) 고여 있는 가스와 노폐물을 배출 시킨다.
(9) 급·만성질환에 효과가 좋다.
(10) 법정의료기를 사용하지 아니한다.
(11) 족심도는 지압 마사지가 아니다.
(12) 자기가 자기의 병을 예방 관리 할 수 있다.

 ## 족심도 건강관리 용어

세계 족심도 협회는 족심도 건강관리 시에 사용하는 용어를 다음과 같이 사용할 것을 전국회원에게 알립니다. 족심도 건강법은 질병을 예방하고 이미 발병된 질병을 치료하는데 놀라운 효과를 볼 수 있는 자연의학 또는 대체의학에 속하며 족심도 건강제일의 민간의술로 국민건강에 이바지하게 될 것입니다. 몸의 질병으로 몸이 불편한 사람의 질병원인을 파악할 때 **진단**이 아닌 검사의 용어를 사용하며 질병의 원인을 확실하게 검사하고 질병을 치료할 때는 **치료**의 용어가 아닌 관리한다는 용어를 사용하여야 합니다.

　모든 병은 정확한 검사를 실시한 후 족심도 건강법의 원칙대로 건강관리를 실시하면 건강회복에 크게 도움이 되며 만족스러운 결과에 족심도 건강법의 신비로움을 체험할 수가 있습니다. 참으로 안타까운 것은 족심도 건강법을 보건복지부에서 인정받을 길이 없다는 것입니다.

　족심도 건강관리는 특별한 의료기구와 침, 뜸을 사용하지 않아 의료법에 저촉되지 않으며 지압이나 안마를 실시하지 않아서 맹인의 전유물인 안마로 그들이 영역을 침범하지 않습니다.

현대의학과 한방의학도 한계가 있습니다. 현대과학의 의료기기 연구와 더불어 미래의 의학도 눈부시게 발전하고 자연의학 분야도 앞으로 놀라운 발전은 계속될 것입니다. 그러나 자연의학, 대체의학을 임상연구 하는 훌륭한 사람들은 전국적으로 의사보다 더 많은 사람들이 있으나 현대과학의 혜택을 받지 못하고 의료법의 울타리 안에서 벗어나지 못하는 것이 현실입니다.

어쩌면 관심도 없고 필요하지도 않을 수도 있겠지요. 하늘이 그에게만 내려주신 특혜를 간직한 비술과 비법이 있기에 어떤 환자도 치유할 수 있는 약손과 비방으로 병원에서 고치지 못한 병 내가 고쳐주겠소 하고 자신있게 외치는 자연의학을 연구하는 수많은 사람들은 임상과 연구를 거듭하면서 꿈을 이루지 못하고 있는 안타까운 현실입니다.

병원치료와 한방치료를 받아도 치료되지 않는 환자를 치료한 자연치유사 들의 임상사례는 많습니다 죽어가는 생명도 소생시키고 성인병, 난치병에 고통받는 사람도 건강을 찾아 줍니다. 그러나 기적같은 큰 일을 하고도 자만하지 아니하고 겸손하며 세상에 알려지기를 원하지 않는 자연치유사들입니다.

국가는 서양의학 중심 의료정책에만 의존하지말고 보건복지부는 자연대체의학을 정리하여 의료분야의 일환으로 확고하게 정립하고 국민의 귀중한 생명을 보호할 수 있는 권익을 보장해 주어야 할 것입니다. 언제 누가 실행할 지는 모르지만 자연대체의학은 반드시 빛을 보리라고 믿습니다.

족심도 건강관리는 안마가 아니며 마사지도 아니고 족심도 건강관리의 원칙에 의한 건강관리입니다.

족심도 건강관리사는 검사와 관리로 묵묵히 임상연구를 거듭하면서 세계족심도협회 족심도 건강관리사는 건강 관리를 원하는 임시회원의 건강관리에 사랑과 정성을 다하고 있습니다.

L-lode 건강검사 방법

풍수지리(風水地理)와 수맥탐사(水脈探射)를 할 때 L-lode 탐사 봉과 탐사 추(錐)를 사용하여 탐사하고 수맥의 폭, 방향, 깊이 등의 탐사를 할 때 탐사의 정확성을 위하여 인송(仁松) 김명준(金明俊)선생이 특수 제작한 전파지전자(電波地電子) 탐사기구 L-lode로 검사합니다.

본인은 풍수지리는 잘 알고 있지 못하지만 수맥에 대한 관심은 오래 전부터 간직하고 전문서적과 지인을 통하여 나름대로 연구도 하고 탐사수련을 하였으나 수맥연구에 전념하지는 않았습니다.

그러나 수맥이 우리의 생활에 직접 또는 간접적으로 미치는 영향에 대한 관심은 늘 간직하고 생활주변을 정리하면서 대처하고 수맥에 대한 관심과 수맥이 우리의 생활과 인체에 미치는 영향이 지대하다는 사실은 본인의 체험과 주위사람들의 경험을 듣고 믿고 있습니다.

젊은 시절부터 명상수련을 지금까지 행하면서 나름대로 터득한 것이 기(氣)의 흐름을 느끼면서 감지할 수 있는 능력을 조금이나마 깨닫게 되었습니다. 그동안 수맥을 연구한 몇 사람과 자리를 함께 하면서 좋은 학설과 체험담도 많이 듣고 보았으나 대체적으로 인체의 잠재력에 의한 기(氣)의 인지 반사작동이며 수맥의 탐사는 인간의 두뇌 뇌파를 통하여 감지가 됨으로 정신집중과 무의식의 염력수련이 필요하다는 공통된 결론이었습니다.

저의 생각은 L-lode를 어느 분야에서 어떠한 목적으로 사용하더라도 과학이라고 생각합니다.

일본의 물리학자 사또 가츠히코는 『양자론이 뭐야?』라는 저서에서 '20세기 초에 현대물리학의 두 축을 이루는 양자론과 상대성 이론이 만들어 졌습니다. 이 두 가지의 법칙에 의해 물질 궁극의 미소 구성요소인 소립자의 구성에서부터 사람을 포함한 생물체의 구조와 진화 그리고 거시적 세계의 결정판인 우주의 생성에 이르기까지 두루 해명되고 있는 것입니다.

이러한 현대물리학은 우리가 사는 이 세계의 본연의 상태에 대한 인식을 깊게 해줄 뿐만 아니라 그것을 응용함으로써 우리들의 일상생활이나 인간사회의 자세까지도 크게 바꾸어 놓았습니다.'라고 역설하였습니다. 양자론은 광범위하고 어렵습니다.

저는 L-lode를 사용하여 인체의 각 기관과 근육 신경조직을 검사하여 건강상태를 알 수 있는 임상연구를 하였습니다. 대체의학을 연구하는 사람으로서 현대의학의 최첨단 의료기기 혜택을 받을 수가 없으니 인체의 질병을 관리할 때 발병의 원인을 찾아 근본적으로 관리하여야 건강이 회복될 수가 있기 때문에 정확한 검사가 절대적이며 검사는 한 점의 착오가 있어서도 아니 됩니다.

L-lode의 인체질병 검사는 파동 에너지의 진폭(높이나 깊이)에 의한 초전도와 초유동의 감지로 검사가 이루어지며 L-lode검사는 질병의 현재 진행상태까지 정확하게 검사할 수가 있으며 검사 후 질병을 관리할 때 정확한 관리 점(点)을 판단할 수가 있습니다. 그리고 정확한 관리 점을 관리하여야 건강회복이 되기 때문입니다. 건강관리 후 건강회복여부를 확인할 때 L-lode로 확인하면 회복진행을 오차없이 확인하게 됩니다.

　이러한 과정들을 피 관리자나 다른 사람들에게 확인시켜 줄 수 있는 방법이 없다는 것을 매우 안타깝게 생각합니다. 한의학의 진맥진단도 의사만이 증상을 결정할 수가 있으며 맥 진단의 진단범위는 한계가 있다고 봅니다. 지금은 한방병원에도 최첨단 의료기기로 각종 검사를 실시하고 있는 현실이지만 L-lode검사 또한 신경계통검사는 신비로울 정도로 최첨단 의료기에서 찾을 수가 없는 발병증상과 정확하게 치료 할 수 있는 치료 점을 판단하여 줍니다.

　L-lode 검사는 최신의료기의 검사처럼 장기의 내부조직검사는 할 수가 없으나 기능이 정상 또는 저하증상과 저하증상의 정도가 어디까지인가를 판별할 수가 있으며 내과 외과 비뇨기계통 이 비 인후계통, 내분비 부인과 신경과 근육계통 등 인체의 전반적 검사를 할 수 있습니다.

족심도 건강관리법을 국민건강 관리 기법으로 널리 보급하면 국민의료비 절감에도 크게 도움이 되리라고 확신합니다.

족심도 건강관리는 몸에 이상이 있으면 먼저 L-lode로 증상의 원인을 찾아서 정확한 관리 반사점을 관리 함으로 건강이 회복되는 족심도 건강관리 입니다.

*족심도 레이저 건강관리

L-lode로 정확한 건강검사 후 가정용 저출력 레이저 건강관리법으로 건강관리를 왼쪽 발과 오른쪽 발을 동시에 관리하면 관리시간이 단축되며 관리효과도 좋다.

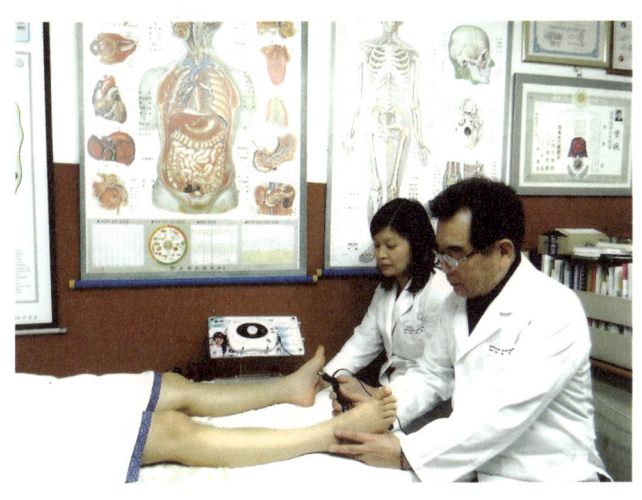

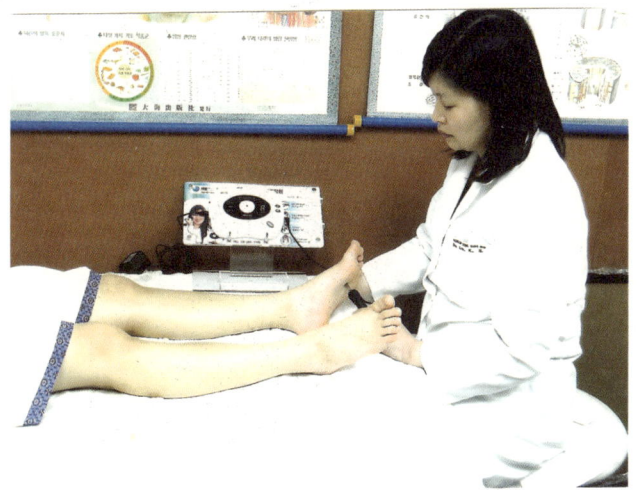

*족심도 수기 건강관리

L-lode건강검사 후 수기건강 관리법으로 손가락 사용관리와 봉 사용 건강관리를 실시하고 있다.

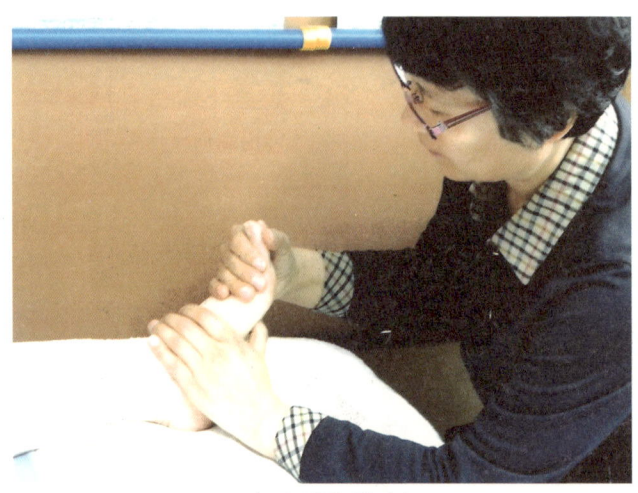

〈 수기 건강 관리 〉

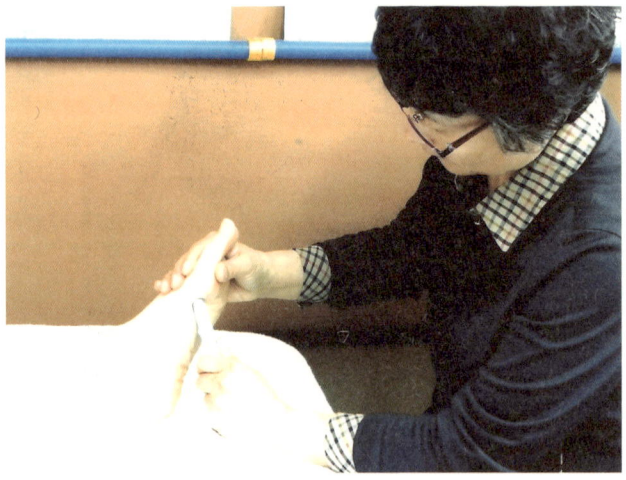

〈 봉 건강 관리 〉

*L-lode 건강검사

L-lode로 뇌, 장기, 골격, 근육신경 등 건강검사를 하면 초감지 초전달의 파동에 의한 검사 방법으로 신체의 현재 진행중인 기능의 상태를 신체와 발의 반사점검사로 정확하게 검사할 수 있다.

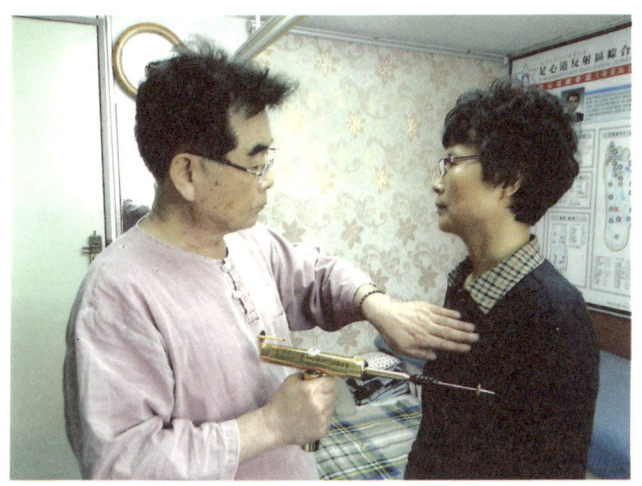

〈 장기 감지 검사 〉

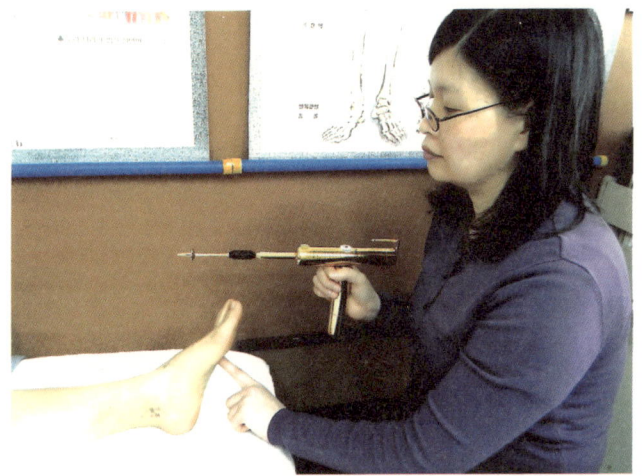

〈 반사점 감지 검사 〉

 족심도 저출력 레이저(Laser) 건강관리

세계족심도협회 창립 20주년을 맞이하여 족심도 학술연구원에서는 그동안 건강관리의 허와 실을 냉정하게 분석하고 족심도 건강법의 임상 연구를 통하여 근본이념을 되살려 오늘날 시대착오가 아닌 대체의학으로서 물리적이며 효율적으로 인체의 질병을 예방하고 관리하는데 신비로운 건강비술로 현대의학과 대체의학을 통하여 신체의 흐름을 파악하고 현대병과 성인병의 학술 임상 연구를 거듭하면서 족심도가 신체의 작용과 어떻게 관계 하는가 등의 다양한 개체의 신경에 주의를 기울여 지금까지 면밀하게 임상연구를 거듭하면서 족심도 건강관리의 새로운 획기적인 변화를 맞이하게 되었습니다.

최첨단 가정용 저출력 레이저(주)seim EM-메디칼 L-Dr.890 박세영 회장의 국내최초 레이저 조사기를 출품하게 되어 족심도 건강관리 임상연구에 몰입하게 되었습니다.

레이저를 구입하고 본인의 몸을 임상대상으로 뇌, 심장, 눈, 신경계통 등의 신체에서 가장 민감한 부분을 면밀히 조사하면서 기관에서 발생되는 미세한 반응과 부작용 발생에 대한 감지를 횟수를 거듭하였고 신체 전반을 임상을 철저하게 체험한 후 가족을 포함하여 일곱 분에게 각 부위별 질병 건강관리를 하면서 레이저 조사 관리의 신비로운 효과를 체험하면서 그동안 수기요법관리를 하면서 수기의 단점 보완방법을 염원하던 나의 소원을 성취하게 되어서 족심도 건강관리 연구에 모든 것을 바쳐온 꿈이 실현되었고 앞으로 족심도 건강관리는 대체의학으로 빛을 보게 될 것이라고 확신합니다.

1. 족심도 건강관리의 변화

족심도 건강관리는 수기요법과 레이저 조사관리 두 가지 관리법을 병행할 수가 있다. 레이저 조사기를 준비하지 못하신 분을 위하여 수기 관리와 레이저 관리를 병행하도록 출판하였다. 일상생활, 여행, 등산, 언제 어디서나 레이저 없이 관리가 필요할 때 수기 관리를 할 수가 있다. 수기관리보다 레이저 관리는 여러분이 직접 임상 체험을 하여야 인정하게 될 것이다.

2. 족심도 최첨단 레이저 건강관리

현대의학의 발전으로 족심도 건강관리도 현대과학의 도움으로 저출력 레이저 조사기를 접하면서 레이저 자체의 효과와 족심도의 신비로운 비법이 어우러져 인체의 건강관리를 확실하게 다스릴 수가 있게 되었다.

현재 국내에 몇 종류의 레이저가 있으나 족심도 관리 임상결과 효과를 볼 수가 없었다. 레이저는 건강관리에 확실하게 효과가 있는 레이저를 사용하여야 된다.

3.수기관리와 레이저관리

1) 수기관리의 단점
    a) 반사점 건강관리를 실시할 때 건강에 이상이 있으면 통증을 느낀다.
    b) 건강관리 시에 손목 손가락에 통증을 느낀다.
    c) 자기 관리 시에 불편을 느낀다.
    d) 발을 접촉하면서 위생적으로 거부반응을 느낀다.

2) 레이저 관리의 장점
    a) 관리 시에 전혀 통증이 없다.
    b) 피 시술자를 관리하기 용의하다.
    c) 자기 관리를 할 때 편리하다.
    d) 수기관리보다 효과가 좋다.
    e) 인체의 모든 질병에 효과가 신비롭다.

4. 가정용 저출력 레이저 조사가 인체에 미치는 영향

저출력 레이저 조사 관리는 약효와 침술효과를 능가한다고 기록되어 있으며 레이저 조사기의 조사 효과는 최첨단 의료기로서 인체에 미치는 영향은 신비롭다.

1) 치료원리
저출력 레이저는 적색의 전파이다. 빛의 속도로 직진하는 에너지가 매우 약한 저레이저 조사기이다.

자연계에서 생활하는 사람은 누구나 자연계의 물질을 체내로 흡수한다. 동시에 체내에 불필요한 유해물질을 배출시켜야 한다. 이러한 생명활동이 신진대사 과정이다.

인류사회의 발전과 더불어 소중하게 여기는 것은 주사, 침술, 약 복용등의 흡수과정을 강조한 것이다. 그 결과는 대사평행을 파괴하고 인류에 대한 인위의 재난을 일으키게 된다.

저출력 레이저는 안전한 전자를 인체에 조사하여 인체조직의 생체화학적 반응으로 흡수와 배설작용을 촉진시킨다.

2) 혈액순환 개선

인체는 외부에서 영양을 흡수하지만 체내의 분자는 노폐물을 배출하며 모두 혈액의 저장계통을 통하여 실행된다. 혈액은 체내의 분자물질(기체와 액체)의 순환과 저장기관이다. 혈액이 인체 내에서의 순환원동력은 심장의 펌프작용과 혈관의 수축 확대작용이다. 혈액은 심장을 떠나 흐르는 관을 통해 동맥과 정맥사이에 거대한 세포와 혈액분자물질이 진행하는 교환 장소가 모세혈관이다.

모세혈관에서 세포가 혈액 중에서 원료분자를 흡입함과 동시에 부산물과 노폐물을 혈액에서 흡수하고 다른 상응한 기관에 운송한다.

만약 독소를 간장에 보내면 간장병이 된다. 레이저를 혈액에 조사하면 에너지를 충전시켜 혈관작용과 혈액의 진행능력이 빠르게 증가하여 혈액순환작용이 활발하게 진행된다.

3) 세포 조절작용

인체는 생명활동성이 있는 세포들로 구성되어 있다. 세포는 한 개의 화학공장과 같이 매일 많은 원료를 통해 인체생명활동의 필수산물을 생산한다. 세포가 영양을 흡수하고 노폐물을 배출하는 것은 세포막의 분자기능을 통해 실현된다.

세포막의 분자기능은 세포막내의 조직전압 전류조직변화를 통한 생리작용의 에너지로 인하여 완성되지만 불규칙한 조직세포를 조성하면 불규칙한 작용이 일어나며 그 중에서 신경세포가 가장 높은 심장기능세포, 골격기능세포, 내분비기능을 갖추고 있는 세포이며 골격과 지방세포는 제일 낮은 순위이다.

현대의학의 발전과 수많은 과학연구를 통해 세포막의 흡수기능을 증가시키려면 인체에 전기장치를 이용한 많은 의료기들이 있으며 저출력 레이저 조사기는 최첨단 의료기로서 세포의 산소 공급을 증가시켜 세포활성화 작용을 하기 때문이다.

4) 인체생리작용

인체가 외계에서 원료를 흡수할 때 인체는 많은 유독물과 필요없는 물질을 흡입한다. 이로 인하여 인체 내에 제1차 흡입성 생리독소(노폐물)가 생산된다. 세포가 원료생산품을 이용할 때 적당한 부산물이 생산된다. 의학에서 이와 같은 현상을 "합성배설산물" 이라고 하며 부산물은 인체에 위해가 있기 때문에 인체외부로 배출시켜야 한다. 이때 인체에는 제2차 자체에서 생산되는 독소가 생산된다. 독소가 생산한 산물은 인체 내에 분해사용과정 중에 독소(노폐물)로 변한다.

인체의 생리 노폐물을 형태학적으로 3종류로 분류되며 고체노폐물·기체노폐물·액체노폐물이다. 그 중에서 액체노폐물은 분자상태이다. 자세히 분류하면 무기분자와 유기분자 또한 생물부합분자로 나눈다. 분자는 수용성 분자와 지용성분자로 분류할 수 있다.

이러한 분자가 항원항체 반응을 일으켜 조직을 파괴하고 신체의 질병을 유발한다.

5) 저출력 레이저(Laser) 족심도 건강관리

세계족심도협회는 최첨단 가정용 레이저 의료기로 족심도 반사구의 반사점을 레이저 조사로 건강관리를 할 수 있게 되어 족심도 발전에 크게 도움이 되었으며 또한 레이저 관리의 임상연구를 실시함으로서 반사구의 확실한 반사점을 재발견하게 되었으며 수기요법의 불편함 없이 누구나 쉽고 편안하게 레이저 조사요법으로 건강관리를 함으로서 확실한 효과를 볼 수가 있어 족심도는 건강제일의 대체의학으로서 국민 여러분의 건강생활에 도움이 되리라고 확신한다. 족심도는 영원하게 발전할 것이다.

❖ 세계족심도협회는 건강기구 레이저 건강식품을 판매하지 않습니다. ❖

5 족심도 안면신경 관리법

1. 안면신경 관리의 개요

혈액이 산성으로 기울면 산소와 영양소를 운반하는 작용이 둔화되어 더욱 점도가 높아진다.(인간은 약알카리성이 되었을 때가 건강하다)라고 하지만 피부의 가장 바깥쪽은 pH5~6전후의 약산성으로 그 이상 높은 pH가 되면 피부가 거칠어진다. 이러한 시점에서 유의하여야 할 것은 혈액의 pH를 정확하게 검사하여야 할 것이다. 혈액의 pH는 표준이 pH7.45이다.

표피 진피 피하조직으로 형성되어있는 피부는 전신을 보호하며 체내의 노폐물을 배출하는 역할을 하는 기관이다. 체내의 세포는 신진대사에 의하여 혈액중의 적혈구는 120일에 사멸하며 표피는 28일 후에 새로운 각화세포가 생성된다. 피부는 신진대사의 기능작용을 하며 신체의 각 기관을 보호하고 생명을 유지하는 역할을 한다.

안면신경은 목 주위의 혈액순환 장애와 스트레스로 인하여 전두골과 삼차신경의 기능이 저하되면 안면신경이 경직된다.

경직된 안면신경을 이완시키지 않으면 혈액순환작용의 둔화와 세포의 신진대사 장애로 정상적인 피부 조직이 이루어지지 않는다. 경직된 안면신경은 경락이나 마사지로는 이완되지 않고 족심도 이완관리를 실시하면 즉시 이완되며 이완관리 후 육안으로 차이점을 발견할 수가 있으며 본인이 직접 만족함을 느끼게 된다.
(족심도 안면신경 관리로 밝고 맑은 피부를 유지하며 건강하고 행복한 삶을 영위하기를 바랍니다)

2. 안면신경이 경직되는 원인
  a) 혈액의 pH불균형
  b) 흉부 목 부위의 혈액순환 장애
  c) 뇌의 혈액순환 장애
  d) 스트레스

3. 안면신경 이완 반사점
기본 반사구, 뇌, 흉, 목, 안면신경, 반사구를 관리한다.

4. 반사점 관리 시 인체에 미치는 영향
  a) 기본 반사점 : 비뇨기계통 혈액순환 작용
  b) 뇌 반사점 : 뇌와 안면신경 혈액순환 작용
  c) 흉·목 반사점 : 흉부와 목 부위의 혈액순환 작용

* 반사구 관리를 실시하면 머리가 맑아지고 얼굴에 탄력을 주며 처진 눈꼬리와 입 꼬리가 정상위치가 되며 경직되어 처진 양쪽 볼이 이완되어 올라가고 얼굴은 V-line이 형성된다.
* 신경교차의 원칙으로 왼쪽발의 반사구관리는 우 반부의 대뇌와 안면신경을 다스리고 오른쪽발의 반사구관리는 대뇌 좌 반부와 안면신경을 다스린다.

5. 안면신경 이완관리 실시요법
   a) 수기요법 : 반사점 6회~8회 관리
   b) 레이저 조사관리 : 반사점 1분 조사 ~ 2분 조사

6. 안면신경 이완작용효과
경직된 안면신경은 얼굴 마사지, 얼굴 경락요법으로는 안면신경이 이완되지 않는다. 신경이완은 반드시 족심도 건강요법으로 관리하여야 이완된다. 인체의 신경은 주무르거나 눌러서 순간적으로 시원함을 느끼지만 경직된 신경은 근본적으로 이완되지는 않는다. 인체의 각 기관에 직접 관계가 있는 신경이 발에 밀집되어 반사구를 형성하고 있으며 신경은 전기와 같이 반사점을 시술하면 즉시 급속도로 전달되어 효과가 발생된다.

※ 안면신경을 이완하면 다음과 같은 만족스러운 효과를 체험할 수 있다.
1) 얼굴 색이 붉다.
2) 맑고 밝은 표정을 유지한다.
3) 주름과 기미를 예방 관리 한다.
4) 얼굴형이 축소되며 V-Line이 형성된다.
5) 중요반사구의 시술로 건강을 유지한다.

※ 경직된 안면신경을 이완하지 않으면 다음과 같은 현상이 나타난다.
1) 이마와 눈 주위에 주름이 형성된다.
2) 입 주위에 주름이 생기며 입술 위에 八자 주름이 형성된다.
3) 얼굴에 탄력이 없어지고 화가 난듯한 인상이 된다.
4) 얼굴피부가 거칠어지며 기미 검은 반점이 나타난다.
5) 화장이 곱게 되지 않는다.

7. 족심도 안면신경 이완관리는 피부미용마사지가 아니다.
얼굴 피부미용 관리를 실시할 때 족심도 건강관리 요법을 보완 실시하면 피시술자는 100% 만족감에 기뻐할 것이다.

8. 족심도 안면신경관리의 특징

족심도 안면신경 이완요법은 단 1회 관리로 놀라운 효과를 체험할 수가 있다. 10회를 관리하면 피관리자는 주위의 사람들로부터 놀라운 변화가 있다는 말을 듣게 되며 매일 화장하고 거울을 보는 즐거움과 행복함을 느끼게 될 것이다.

9. 족심도 건강법은 질병이 예방되고 치료되는 건강법이다.

발 관리 또는 발 마사지와는 시술 기법과 반사구위치가 현저하게 다르며 그 효과는 신비롭다.

10. 반사점 관리 방법

관리방법은 다음과 같으나 손과 봉의 관리는 통증을 느끼며 레이저 관리는 전혀 통증이 없으며 효과도 좋다.

    a) 손가락 사용
    b) 봉 사용
    c) 레이저 조사
    d) 정확한 반사점을 관리하여야 한다.
    e) 반사구 관리 순서를 지켜야 효과가 좋다.

기력수(氣力水) 손(手) 발(足) 온욕 건강법

수(手)족(足)온욕 독소배출

자연계에서 생활하는 사람은 누구나 자연계의 물질을 체내로 흡수한다. 동시에 체내에서는 불필요한 유해물질을 배출시켜야 한다. 이러한 생명활동이 신진대사 과정이다.

인류사회의 발전과 더불어 의학발전을 소중하게 여기는 것은 주사와 약물복용이 흡수과정을 강조한 것이다. 반면 배설과정을 무시하고 신진대사 평행을 파괴하고 인류에 인위의 재난을 초래하게 되었다.

인간이 흡수와 배설의 평행순환을 무시하고 자연계의 물질을 다량 소모하고 동시에 자기생존이 지구환경에 오염은 날로 쌓이고 있는 현실이다. 주사와 약은 자신의 흡수배설기능조절을 저버린 것이다.

그로 인하여 간장과 신장의 독소배출기능을 손상시키면서 주사와 약물로 일시적인 시원함을 느끼게 된다. 정상적으로 체내의 신진대사를 통하여 유익한 것과 불필요한 유해독소의 배설을 통해 체내의 정화 상태를 보존하는 것이 자기자신의 건강을 유지하는데 제일 중요한 점을 인식하고 건강한 생활을 지속적으로 유지해야 할 것이다. 인간은 자신의 독소배출을 실천함으로써 성인병을 예방하고 치료하는 중요함을 인식할 것이다.

　몸이 불편하면 약을 장기간 복용하지 말고 자신의 신진대사 조절을 위하여 해독요법을 실시하는 것은 21세기의 건강을 유지하는데 건강상식이 될 것이다.
　수족 온욕 독소배출 건강법은 인체의 독소를 배출할 때 부작용 없이 편안하게 배출할 수있다는 것이 수족 온욕 독소배출 건강법의 장점이다.

1. 수(手)족(足) 온욕

　수족 온욕을 실시하는 동안 의자에 편안하게 앉아서 허리를 펴고 전신에 힘을 빼고 천천히 깊게 호흡하면서 명상한다. 마음은 신체에 있어서 군주자리에 해당된다. 마음에 욕망이 있으면 보지도 듣지도 못한다.

손과 발의 피부와 모공은 독소배출의 통로가 되고 아홉 구멍(이목구비와 두 개의 배설 구)을 통하여 체내 각기관의 노폐물이 배출된다.

한증막이나 찜질방에서 흘리는 땀은 인체외부의 열로 발생되지만 수족 온욕은 손목과 발목만 물에 담그고 온욕을 하면 머리, 얼굴, 목, 가슴, 전신에 많은 땀이 흐르게 되며 온욕을 하면서 배출되는 땀은 혈액순환에 의하여 손과 발 신체의 각기관과 신경근육으로부터 체내에서 체외로 땀과 독소(노폐물)이 배출되는 현상이다. 수족 온욕 후에 흘린 땀은 샤워를 하지 않아도 기분이 상쾌하다.

「손은 제2의 두뇌」이고「발은 제2의 심장」이라고 비유한다. 손을 비벼 주거나 손뼉을 치고 발은 주물러 주거나 자갈 밟기를 하면 대뇌에 산소와 혈액공급을 원활하게 하며, 손발 온욕을 30분 동안 실시하고 족심도 건강관리를 동시에 실시하면 독소배출 해독작용과 족심도 건강관리로 각종성인병을 예방치유하고 건강하고 행복한 삶을 누리게 될 것이다.

2. 기력수(氣力水)손발 온욕 독소배출

※ 당신의 몸 속에 있는 독소(노폐물)는?
1) 비뇨기 생식기 독소배출 (신장 자궁 생식기 기능강화)
2) 소화기계통 독소배출 (위장 소장 대장 췌장기능 강화)
3) 심장 뇌혈관 독소배출 (심장 고혈압 저혈압 혈액정화)
4) 담배(니코틴) 유해기체 독소배출 (간 폐 기관지 기능강화)
5) 술(알코올) 노화독소배출 (혈액순환 노화예방)
6) 농약 약물 식품유해독소배출 (오장육부정화 자연치유력증강)

*기력수(氣力水) 수족 온욕 독소배출은 6가지 대표독소를 배출·해독작용을 한다.

수족 온욕을 실시할 때 중요한 것은 어떤 종류의 물을 사용하는가에 따라 노폐물의 배출량이 다르며 온욕 효과의 차이는 현저하게 나타난다. 온욕할 때 사용하는 물은 수도물, 정수기물, 생수 등으로 구분할 수있는데, 수족용기에 어떠한 물질을 넣고 온욕을 하면 만족스러운 효과를 볼 수가 있을까?

소금·쑥·숯·맥반석돌가루 등으로 임상을 실시하였으나 만족스러운 효과를 볼 수가 없었으며 소금은 기계부식이 있고 다른 물질들은 물 갈기 청소를 할 때 많은 불편이 따른다.

　추천하고 싶은 물질은 Ge-132 유기게르마늄과 파동물질이다. Ge-132는 구입하기가 쉽지 않고 1g의 가격이 고가이며 사용 후 버리는 소모품이 단점이며 파동물질은 수족용기에 각각 파동물질을 투여하면 수돗물이 파동수로 전환되어 독소배출 효과를 배가시켜 준다.

3. 수족 온욕기 작동방법

1) 손과 발의 담금 물통용기에 표시된 절대수위까지 물을 채운 다음 실시한다.

  * 주의 : 물이 없는 상태에서 전원 스위치를 작동하면 위험하며 즉시 기계고장이 발생된다.

2) 전원스위치를 켠다.
3) 온도를 적정온도에 맞춘다.
4) 시간은 0분에서 시작하여 30분 동안 체질에 따라 실시한다.
5) 사용한 물은 반드시 1회 사용 후 교환한다.

4. 수족 온욕 물 온도

40°C의 수온에서 손과 발이 따끔한 느낌이 올 때가 체온에 좋은 온도이다.

- 40°C ~ 시작 온도
- 42°C ~ 배출 온도
- 44°C ~ 이상 고온(화상위험)

5. 수족 온욕 관리 변화현상

- 10분 ~ 15분 : 최저 온욕 시간
  → 이마와 목에 땀방울이 시작된다.
- 15분 ~ 20분 : 표준 온욕 시간
  → 가슴과 등에 땀이 흐른다.
- 25분 ~ 30분 : 최고 온욕 시간
  → 전신에 기분 좋은 땀이 흐른다.

6. 게르마늄 수족 온욕

손 발 온욕을 실시할 때 유기게르마늄 Ge-132을 투여하여 수족 온욕을 실시하면 손과 발에서 배출되는 노폐물을 육안으로 물 색상의 변화와 독소를 확인할 수 있으며 특히 노폐물은 손과 발의 혈관을 통하여 배출된다. 게르마늄을 투여하면 음이온(-)을 띤 전자파가 발생하여 피부표면에 축적된 양이온(+)를 띤 각종 노폐물은 손, 발, 목, 등, 가슴으로 쉽게 배출된다.

그러나 유기게르마늄은 쉽게 구입이 용이하지 않으며 가격이 gm당 고가이기 때문에 특별한 경우에만 활용하며 수돗물에 기력수 온욕도 효과가 좋으며 생수를 사용하면 더 좋은 효과를 볼 수가 있다. 손(手)발(足)온욕은 인체의 각종 질병을 예방 치료하는데 크게 도움이 되고 이미 발생된 질병은 좋은 임상체험을 경험하게 될 것이다. 남·녀 노소 누구나 건강을 위하여 주2~3회 꾸준히 실시하면 좋다.

7. 기력수(氣力水) 온욕법

손 발 온욕을 실시할 때 사용하는 물의 수질에 따라 체내의 독소 배출의 양과 건강회복에 현저한 차이가 있다.

기력수 온욕은 일반 수돗물을 사용하여도 온욕 기계에 기력수 발생 특수기능 물질을 부착하여 수도물을 인체에 유익한 신비로운 기력수로 전환하여 기(氣), 원적외선, 음이온의 발생 등으로 유기게르마늄 Ge-132의 사용과 같은 효과로 노폐물의 배출과 건강증진에 크게 도움을 준다.

　기력수(氣力水)는 HBS 한국 파동전사연구회 전대석 박사 특허로 수맥파, 전자파 등을 인체에 유익한 파장으로 전환시킨다. 손(手) 발(足)온욕을 실시하면 건강증진에 놀라운 효력이 발생하게 되며 온욕이 끝난 후에는 몸이 가볍고 상쾌함을 체험할 수가 있다.

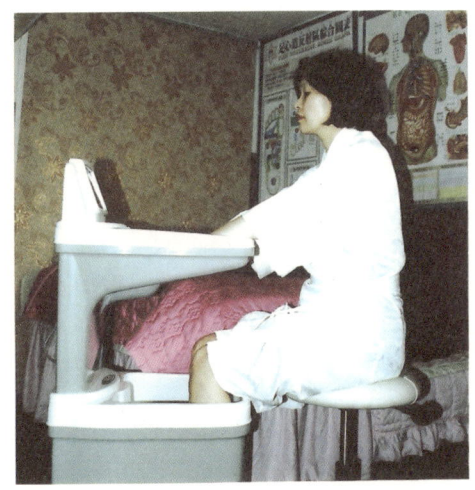

▶ 기력수(氣力水) 손(手) 발(足) 온욕 건강법

제 3 장

반사구 위치 및 반사점 관리

 # 뇌하수체(腦下垂體, Hypophysis)

1) 생리작용

사람에게 제일 중요한 내분비선과 시상하부로 구성되어 생식, 발육과 밀접한 관계가 있다. 위로는 중추신경과 연접하고, 아래로는 내분비선에 연결하는 교량역할을 담당한다. 가장 복잡하고 다양한 기능을 가지고 있으며, 뇌 한가운데 위치하는 무게 1g의 가장 작은 기관이다.

뇌하수체 호르몬은 혈액과 뇌를 연결시켜주는 역할을 하며 내분비와 몸 전체를 조절한다.

2) 반사구 위치
- 엄지발가락 중앙점

3) 반사구 수기요법
- 검지를 굽혀서 사용
- 6~8회

4) 레이저 조사관리
- 질병예방 : 30초~1분 조사
- 질병관리 : 1분~2분 조사

5) 적응증상

(1) 내분비 장애(부신,갑상선, 생식기, 췌장 등)

(2) 소아의 성장 및 발육촉진

(3) 비만증 치료

(4) 자궁 수축 작용

(5) 혈관질환

(6) 당뇨

(7) 뇌하수체 기능 저하

(8) 순환장애

6) 특징
- 엄지발가락이 중요함

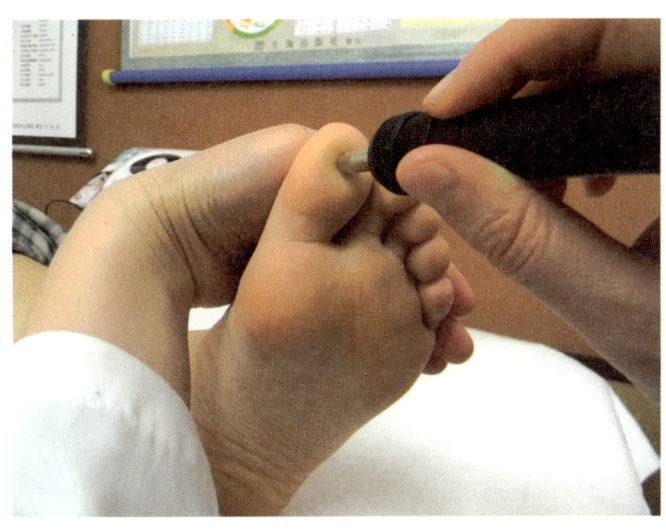

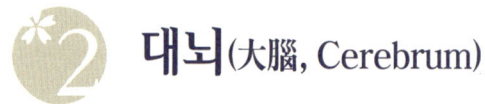 대뇌(大腦, Cerebrum)

1) 생리작용

사람에게 제일 중요한 기관으로 일반적으로 중량은 1,200g~1,500g 이다. 대뇌피층이 고도로 발달하였으며 감각기능과 신체의 운동 조절 및 내장활동기능, 체온조절, 생식기능, 언어학습, 기억 등 고급기능을 담당한다. 뇌의 80%는 수분이며 산소와 당분의 25%를 영양분으로 사용한다. 뇌의 해부구조는 두 가지 기능에 따라 분류하는데 지능적인 부분과 본능적 부분이다.

2) 반사구 위치
- 엄지발가락 뇌하수체 반사점 위

3) 반사구 수기요법
- 엄지머리 사용
- 6~8회

4) 레이저 조사관리
- 질병예방 : 30초~1분 조사
- 질병관리 : 1분~2분 조사

5) 적응증상

(1) 혈액순환장애, 심장기능저하

(3) 고 · 저혈압

(4) 정서불안

(5) 두통

(6) 중풍, 언어장애

(8) 뇌졸중

(9) 기억상실, 치매

(11) 스트레스

6) 특징
- 고혈압, 저혈압, 중풍, 치매 예방 및 치료 반사점

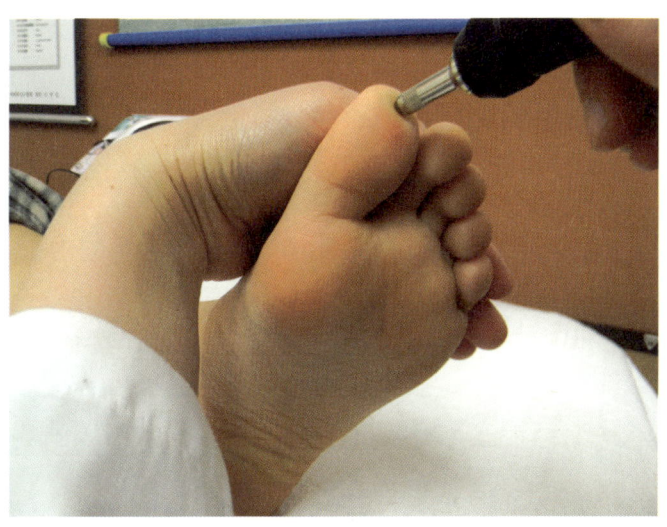

 ## 소뇌(小腦, Cerebellum)

1) 생리작용

소뇌는 신체의 평형과 근육의 긴장도 및 운동의 정밀도를 조절하는 기능을 가지고 있으며 후개와에 위치하고 뇌간과 대뇌의 후두엽 사이에 있으며 소뇌는 두 개의 소뇌반구와 그 사이에 충부로 구성되어 있다.

2) 반사구 위치
- 엄지발가락 발톱 내 측면 반사점

3) 반사구 수기요법
- 엄지손가락 머리를 사용
- 검지손가락을 굽혀서 집게로 사용
- 6~8회

4) 레이저 조사관리
- 질병예방 : 30초~1분 조사
- 질병관리 : 1분~2분 조사

5) 적응증상
(1) 머리흔들림
(2) 두통
(3) 어지러움
(4) 뇌종양
(5) 고혈압
(6) 불면증
(7) 수족의 저림
(8) 반신불수
(9) 순환기 장애로 인한 관절 질환

6) 특징
- 고혈압으로 인한 반신불수에 특효 반사점

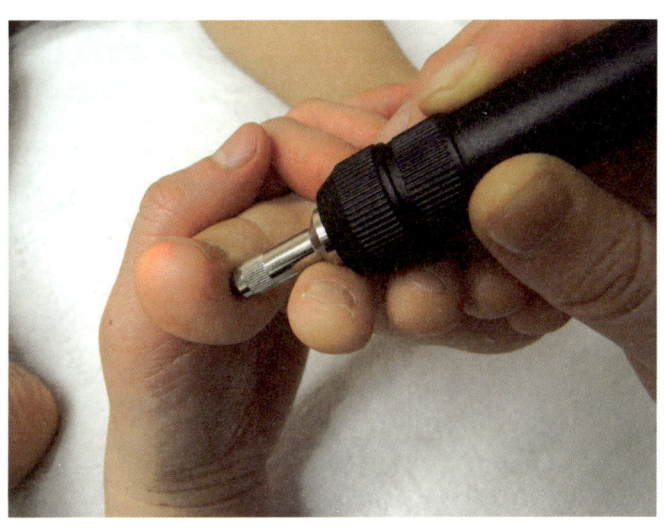

# 삼차신경(三叉神經, Trigeminal nerve)

1) 생리작용
인체의 뇌신경중 최대의 것으로 안면, 구강 및 비강의 점막 등의 일반 감각을 맡는 지각신경과 저작근을 지배하는 운동신경을 포함하여 지각과 운동을 담당하는 혼합신경이며 다섯째 뇌신경이다.
삼차신경절은 눈 신경 상,하악신경 3가지로 나누어진다.

2) 반사구 위치
- 엄지발가락 안쪽 소뇌 반사점 밑 발가락 뿌리

3) 반사구 수기요법
- 검지손가락을 굽혀서 사용
- 6~8회

4) 레이저 조사관리
- 질병예방 : 30초~1분 조사
- 질병관리 : 1분~2분 조사

5) 적응증상
(1) 편두통

(2) 안면신경 마비
(3) 눈이 침침할 때
(4) 불면증
(5) 머리, 안면, 눈, 귀, 코의 질환

6) 특징
• 편두통으로 한쪽 머리가 심하게 아플 때 특효

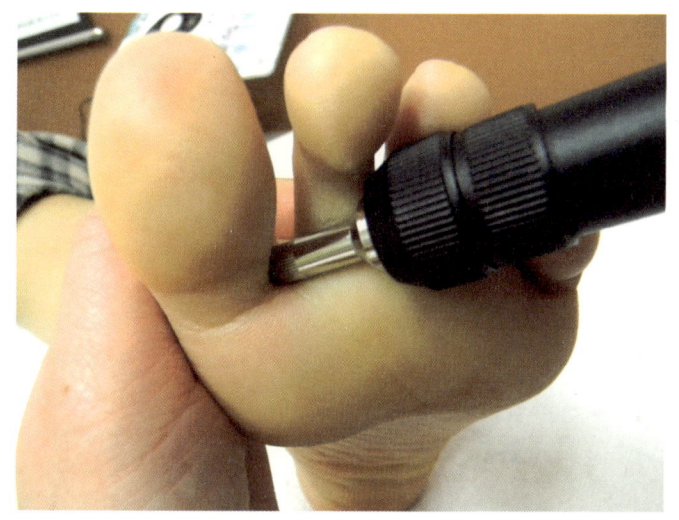

 # 전두골(前頭骨, Frontal bone)

1) 생리작용

전두골은 두개골의 분리골의 하나로서 태어날 때 쌍으로 되어 있으나 골격 사이의 봉합은 약6세 때 사라진다.

- 전두골 : 이마의 바탕이 되고 전두개 와의 바닥 부분인 동시에 안와와 비강의 지붕이 되는 뼈임.
- 전두엽 : 두정골과 관절하여 관상봉합을 이루며 비부, 안와부, 전두동으로 구성됨. 계획, 성격, 행동, 감정을 조절하며 옳고 그름을 판단한다.

2) 반사구 위치
- 엄지 발가락 끝부분

3) 반사구 수기요법
- 왼손은 발가락을 잡고 오른손 검지손가락을 굽혀서 사용.
- 6~8회

4) 레이저 조사관리
- 질병예방 : 30초~1분 조사

- 질병관리 : 1분~2분 조사

5) 적응증상
(1) 정신분열
(2) 안면신경경직
(3) 코 막힘
(4) 두통, 어지러움
(5) 불면증
(7) 눈, 귀, 코, 구강질환

6) 특징
- 오른쪽의 눈, 코, 귀, 안면은 왼쪽 발 시술.
- 왼쪽의 눈, 코, 귀, 안면은 오른쪽 발 시술.

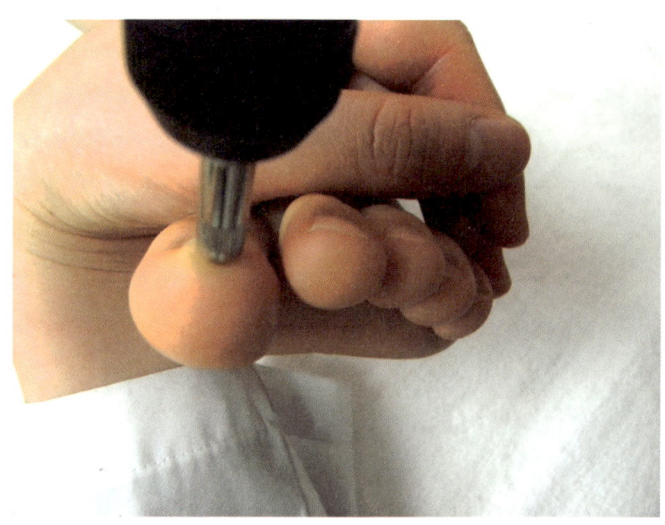

코 (鼻, Nose)

1) 생리작용

냄새를 맡는 곳은 비강 상부에 있는 후부인데 여기에는 후세포와 지주세포가 있으며, 후세포의 비부는 가늘어져서 후 신경 섬유가 되어 이들이 모여 후 신경을 형성한다.

2) 반사구 위치
- 엄지발가락 발톱 옆 밑 쪽

3) 반사구 수기요법
- 엄지손가락 머리 사용
- 검지와 장지손가락 집게로 사용
- 6~8회

4) 레이저 조사관리
- 질병예방 : 30초~1분 조사
- 질병관리 : 1분~2분 조사

5) 적응증상
(1) 코 막힘

(2) 콧물이 흐른다.
(3) 급, 만성 비염
(4) 코피가 흐를 때
(5) 과민성 비염
(6) 축농증
(7) 코의 질환

6) 특징
• 축농증, 코피가 날 때 즉효 반사점

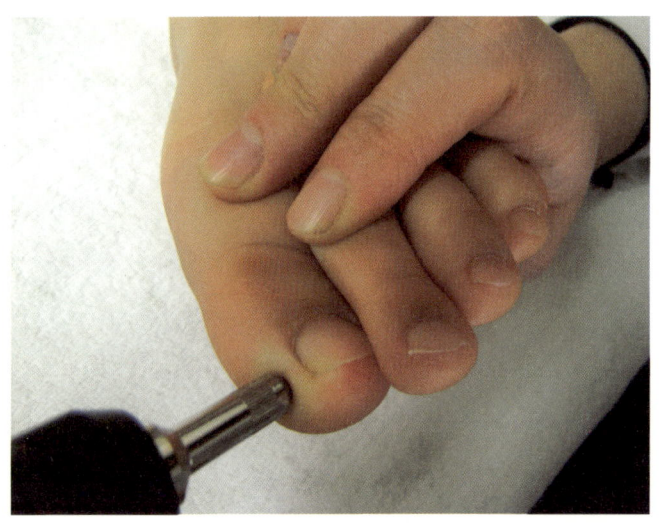

눈(眼, Eye)

1) 생리작용
안구는 안와 내에 있으며 시각기관은 안구와 부속기들로 구성된다. 안구는 전후경이 약 24mm, 수직경이 약 23mm이며, 안구 전후 중심점을 전극과 후극이라 한다.
눈이 외부로부터 정보를 받아서 뇌로 전달하고 빛을 조절하는 홍채를 지나 망막에 도달한다. 안구 구조는 초점을 맞추기 위해 빛의 형태를 바꾸며 빛의 해로운 파장의 빛을 일부 걸러주는 기능도 한다.

2) 반사구 위치
- 검지발가락 뿌리

3) 반사구 수기요법
- 검지손가락 굽혀서
- 엄지손가락 머리 사용
- 6~8회

4) 레이저 조사관리
- 질병예방 : 30초~1분 조사

• 질병관리 : 1분~2분 조사

5) 적응증상
(1) 결막염
(2) 각막염
(3) 근시
(4) 노안
(5) 백내장
(6) 충혈
(7) 녹내장
(8) 당뇨 망막증상

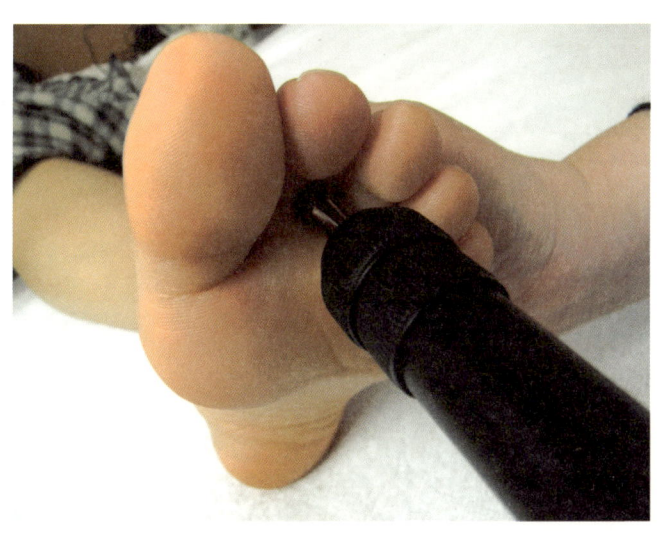

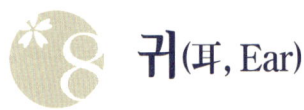
귀(耳, Ear)

1) 생리작용

청각과 신체의 평형유지를 담당하는 기관으로 외이, 중이(고실), 내이로 구성되어 있다.

- 외이 : 소라처럼 생긴 이개와 이개에서 S자 형으로 내부로 유리되는 외이도로 이루어짐.
- 중이 : 외이에서 오는 소리를 내이로 전달함. 중이 내부의 공간을 고실이라 하고, 외측의 외이도와는 고막으로 경계.
- 내이 : 평형과 청각을 담당하는 중요한 부분으로 내이신경이 분포하고 있음. 내이의 구조와 분포는 복잡하여 미로라는 명칭이 붙어 있음.

2) 반사구 위치
- 무명발가락 뿌리

3) 반사구 수기요법
- 엄지손가락 머리 사용
- 검지손가락 굽혀서 사용
- 6~8회

4) 레이저 조사관리
- 질병예방 : 30초~1분 조사
- 질병관리 : 1분~2분 조사

5) 적응증상
(1) 각종 귓병
(2) 달팽이관 섬모기능저하
(3) 귀울음, 중이염
(4) 귀, 코, 목, 염증

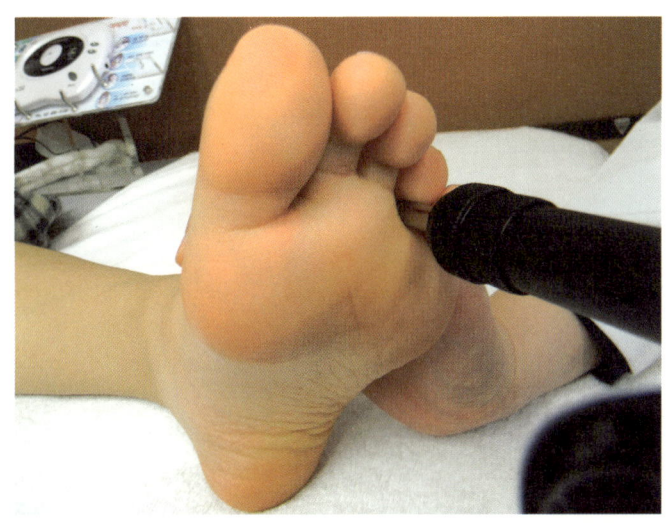

 # 내이신경(內耳神經, Acoustic nerve)

1) 생리작용

내이신경은 기능과 분포가 전혀 다른 2개의 와우신경과 전정신경이 합쳐진 것으로 이들은 내이도에서 서로 합쳐져서 안면신경과 함께 주행한다. 말단부에서 평형감각을 주관하는 전정신경의 세포체는 내이도의 상측단에 위치하는 전정신경절에 있다. 청각을 감지하는 와우신경의 세포체는 나선 신경절에 있으며 그 말초지는 나선기의 감각상피에 분포하여 청각을 담당한다.

2) 반사구 위치
- 발등 무명지발가락과 새끼발가락 사이 반사점

3) 반사구 수기요법
- 엄지손가락 머리를 돌려서 사용
- 검지손가락 머리를 반사점 위치에 놓고 엄지손가락으로 가압
- 6~8회

4) 레이저 조사관리
- 질병예방 : 30초~1분 조사
- 질병관리 :1분~2분 조사

5) 적응증상
(1) 눈이 침침하다.
(2) 어지러움
(3) 차 · 배 · 비행기 멀미
(4) 고혈압, 저혈압
(5) 귀 울림
(6) 갑자기 쓰러짐

6) 특징
• 멀미에 즉효 반사점
• 혼미상태로 갑자기 쓰러졌을 때 구급 반사점

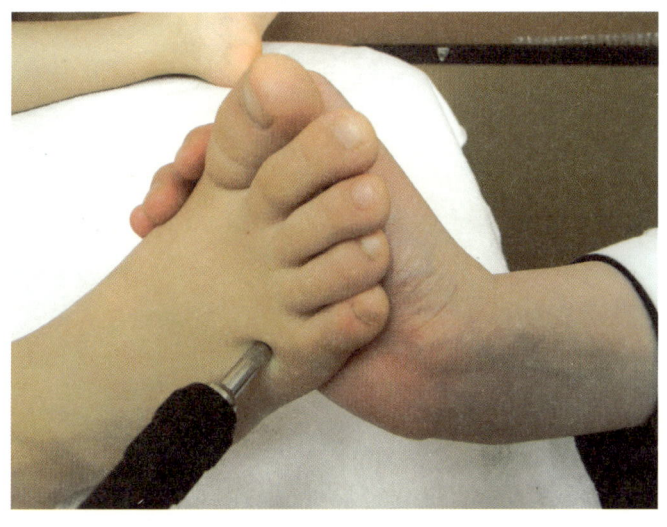

10 상악(上顎, Maxilla)

1) 생리작용
입술과 구각을 움직이거나 입을 열고 닫는데 관여하며, 입을 여는데 관여하는 근들은 사순거근, 구각거근, 대소관골근, 소근, 턱근 및 턱횡근 등이 있으며, 입을 닫는데 관여하는 근은 구륜근 및 협근이 있다.

2) 반사구 위치
- 엄지발가락 발톱 아래 반사점

3) 반사구 수기요법
- 엄지손가락 머리 사용
- 엄지손가락 배를 사용
- 검지손가락과 장지손가락을 굽혀서 집게로 사용
- 6~8회

4) 레이저 조사관리
- 질병예방 : 30초~1분 조사
- 질병관리 :1분~2분 조사

5) 적응증상
(1) 치통
(2) 입에서 악취가 날 때
(3) 잇몸 염증
(4) 코를 심하게 골 때
(5) 구강 질환

6) 특징
- 치통과 잠자면서 코를 골 때 즉효 반사점

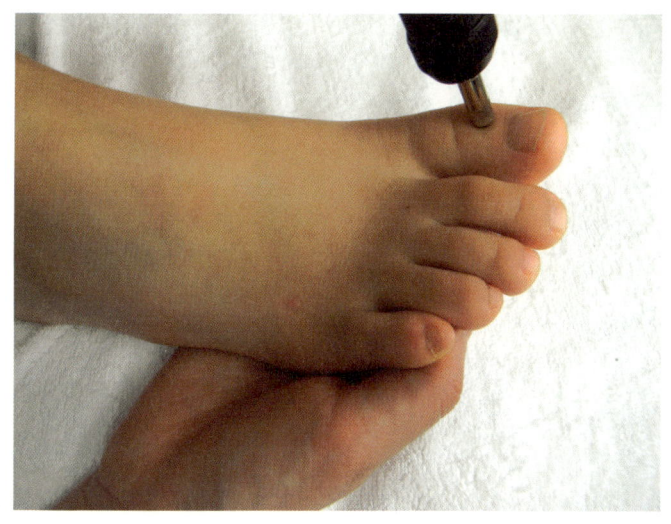

편도선(扁桃腺, Tonsil)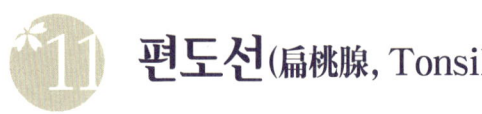

1) 생리작용

후두골체의 하면에서 제6경추 높이에 이르는 길이 약 12cm의 깔대기 모양의 복잡한 관이며, 그 내강을 인두강이라 한다. 후벽에는 인두편도가 있는데 어릴 때는 발달이 좋고 중앙에 흔히 오목한 인두낭도 나타난다. 때로는 인두편도가 병적으로 비대하여 선양 증식을 형성하여 후비공과 이관인두구를 좁히거나 폐쇄하는 경우가 있다.

2) 반사구 위치
- 발등 엄지발가락 발톱 밑 양쪽 오목한 반사점

3) 반사구 수기요법
- 양손 엄지손가락 머리를 사용
- 6~8회

4) 레이저 조사관리
- 질병예방 : 30초~1분 조사
- 질병관리 : 1분~2분 조사

5) 적응증상
(1) 호흡기 감염
(2) 편도선염
(3) 편도선이 붓고
(4) 편도선 화농
(5) 기관지염
(6) 호흡기 감염
(7) 음성이 약하고 목쉰 소리
(8) 기관지 질환

6) 특징
• 목구멍병에 즉효 반사점

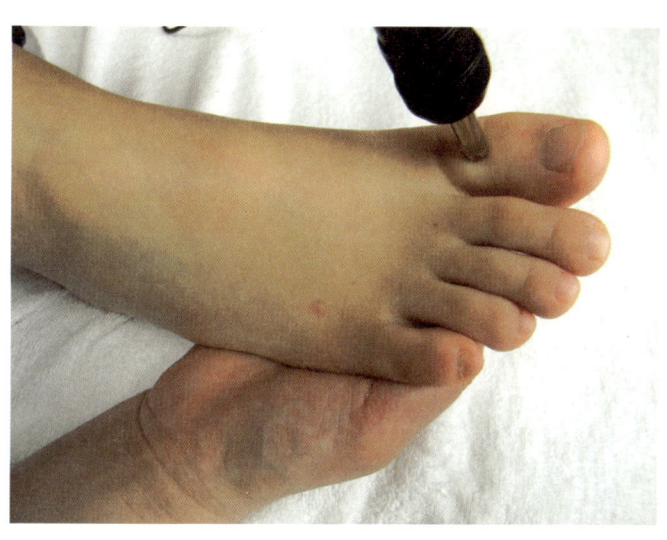

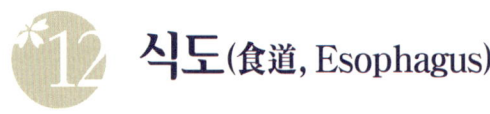
식도(食道, Esophagus)

1) 생리작용

식도는 인두와 위를 연결하는 길이 약 25cm의 근육성관으로 음식물의 통로가 된다. 식도는 평상시에는 납작한 원통형이며, 점막은 내강을 향하여 많은 주름을 만들고 있다. 식도의 내강은 동일하지 않고 좁아진 곳이 3군데가 있는데 이것을 식도의 생리적 협착부위라 하며 잘못 삼켜진 이물질이 걸리기 쉽고 염증이 잘 일어나는 부위이다.

2) 반사구 위치
- 발등 엄지발가락과 검지발가락 사이 반사점

3) 반사구 수기요법
- 엄지손가락 머리를 옆으로 돌려서 사용
- 검지손가락을 굽혀서 반사점에 대고 엄지손가락으로 검지손가락을 누름
- 6~8회

4) 레이저 조사관리
- 질병예방 : 30초~1분 조사

- 질병관리 : 1분~2분 조사

5) 적응증상
(1) 목구멍 염증
(2) 소화불량
(3) 복부 팽만증상
(4) 가슴통증
(5) 열공 탈장

6) 특징
- 식도암 예방 및 소화기계통 질병 예방을위해 주기적 관리를 해 주는 것이 좋다.

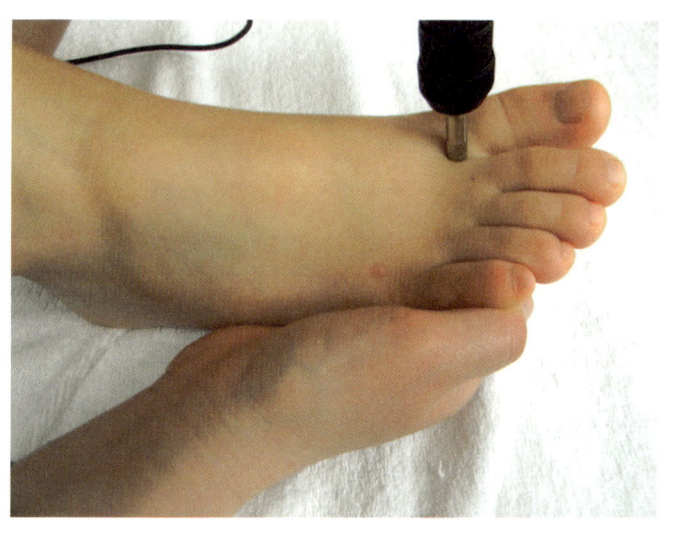

13 갑상선(甲狀腺, Thyroid gland)

1) 생리작용
후두 및 기관상부의 양 옆에 부착하고 있는 실질기관으로 무게는 약 30g의 밤알 정도 크기이다. 무게는 변화가 많으며 여성은 약간 무겁고 임신 중에는 커진다. 양쪽의 좌엽과 우엽 및 이를 연결하는 갑상선 협부로 구성된다. 갑상샘에서는 갑상샘 호르몬 칼시토닌 호르몬이 분비된다.

2) 반사구 위치
- 엄지발가락과 검지발가락 사이

3) 반사구 수기요법
- 엄지 배를 사용
- 6~8회

4) 레이저 조사관리
- 질병예방 : 30초~1분 조사
- 질병관리 : 1분~2분 조사

5) 적응증상
(1) 갑상선 기능 저하
(2) 갑상선 염
(3) 비만
(4) 갑상선 기능 항진
(5) 갑상선 암예방

6) 특징
- 비만 치료 특효 반사점

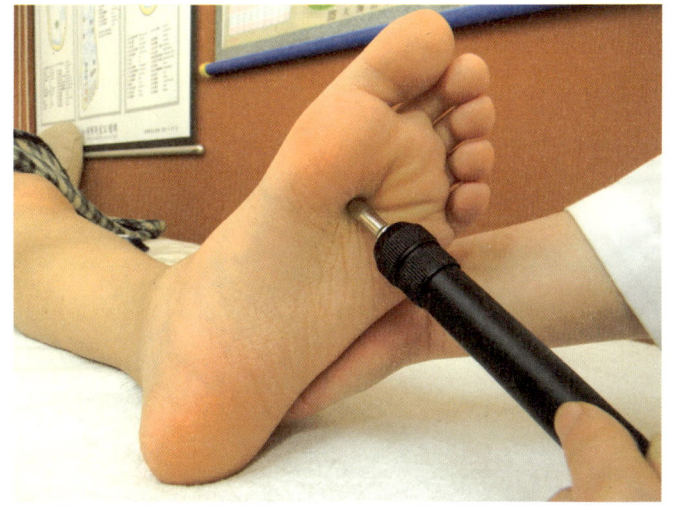

 부갑상선(副甲狀腺, Parathyroid gland)

1) 생리작용

갑상선 후면 상하에 두 개씩 붙어 있는 구슬모양을 한 소체로서 직경은 약 8mm이고 무게는 약 0.2~0.5g이다. 주세포에서 부갑상샘 호르몬을 분비하며 혈중의 칼슘 및 인 대사에 관여한다. 따라서 혈중의 칼슘농도가 낮아지면 호르몬 분비가 증가하여 뼈에서 칼슘을 인출한다. 갑상선과 같은 표면은 결합조직성의 피막에 싸여 있고 피막에서 나온 미약한 돌기가 내부로 들어가서 기둥 역할을 하며, 이들 사이에는 많은 상피세포들이 모여 세포막으로서 망상을 형성하고 있는데 가끔 소량의 Colloid를 가지고 있는 소포가 나타나기도 한다.

2) 반사구 위치
- 엄지발가락 경추 반사점 아래

3) 반사구 수기요법
- 식지를 굽혀서 사용
- 6~8회

4) 레이저 조사관리
- 질병예방 : 30초~1분 조사
- 질병관리 : 1분~2분 조사

5) 적응증상
(1) 부 갑상선 기능 저하, 수족마비
(2) 손이 떨림, 손과 발의 경련
(3) 손에 힘이 없고 손목이 아플 때
(4) 간질병
(5) 눈과 입이 한쪽으로 돌아갈 때

6) 특징
- 수족마비, 간질병 구급 반사점

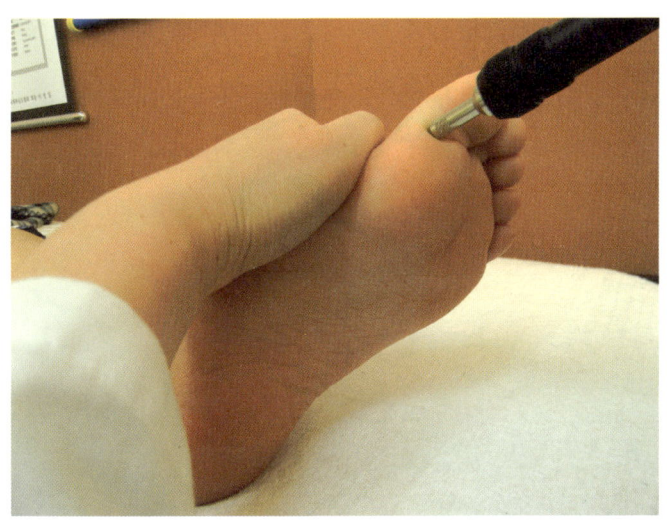

15 부신경(副神經, Accessory nerve)

1) 생리작용
순수한 운동신경으로서 연수와 상부경수에서 시작하여 이것들은 서로 합쳐져서 경정맥공을 통한다.
연수에서 시작된 신경섬유는 미주신경에 합하여져 인두, 연구개, 후두의 근육을 지배하고 이러한 부위의 근육들은 일차적으로 미주신경에 지배당하는 부위로서 부신경이란 이름이 유래하였다. 상부경수에서 나오는 흉쇄유돌근과 승모근에 분포한다.

2) 반사구 위치
- 새끼발가락 밑의 반사점

3) 반사구 수기요법
- 엄지손가락 배를 사용
- 검지손가락을 굽혀서 사용
- 6~8회

4) 레이저 조사관리
- 질병예방 : 30초~1분 조사
- 질병관리 : 1분~2분 조사

5) 적응증상
(1) 목과 어깨가 저리고 아픔
(2) 손에 힘이 없을 때
(3) 손이 저리고 마비
(4) 목을 못쓴다

6) 특징
- 목이 저리고 아플 때 목 반사점와 함께 치료

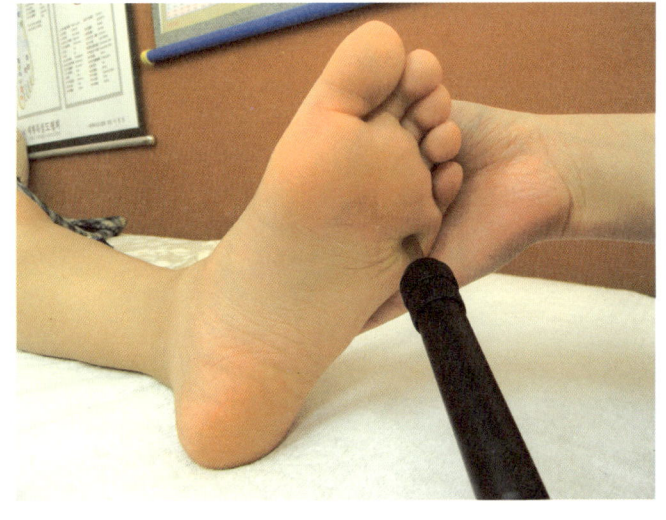

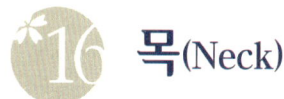 목(Neck)

1) 생리작용

두부와 흉부 사이를 말하며 전부는 경부라 하고 후부는 항부라 한다. 두부와 체구사이를 연락하는 길로서 머리 각 부분의 운동을 협조한다.

목덜미 근막(항근막muchal fascia) : 후두골에서 일어나 깊은 등근육 무리 중 널판근과 머리반가시근을 덮는 근막이다. 앞은 경추골의 가시돌기 뒤는 목의 피부사이에 펼쳐져 있는 탄력섬유가 풍부한 결합조직의 판으로서 머리가 앞쪽으로 쳐지는 것을 막는다.

2) 반사구 위치
- 엄지발가락 뿌리

3) 반사구 수기요법
- 엄지손가락 머리 사용
- 6~8회

4) 레이저 조사관리
- 질병예방 : 30초~1분 조사
- 질병관리 : 1분~2분 조사

5) 적응증상

(1) 목이 저리고 아픔

(2) 목이 굳어 무거울 때

(3) 경부 조직 손상

(4) 목이 움직이지 않을 때

(5) 고혈압

(6) 어깨 결림

6) 특징

• 목이 아프고 돌아가지 않을 때 즉효

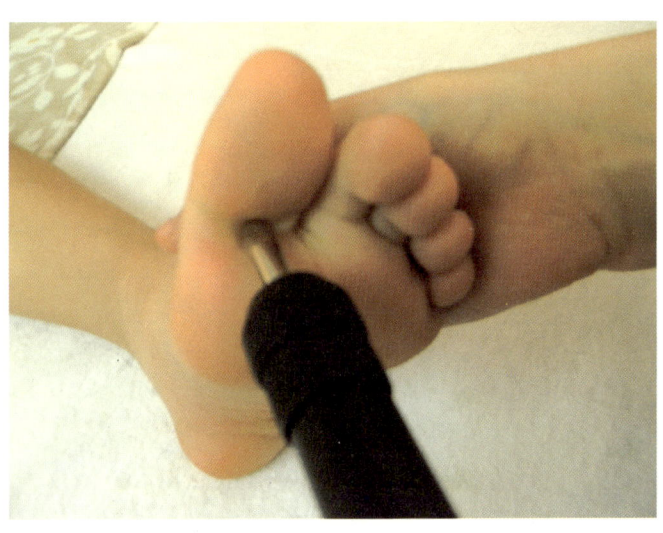

17 흉선(胸腺, Thymus)

1) 생리작용
흉선은 전중격 안에 있고 심저에서 심막에 붙어 있다. 성인에서는 짝이 없는 임파상피성 기관으로 주로 임파구를 생산한다. 흉선의 기능은 임파구를 생산하고 항체생산에 관여하며 T세포가 성장하며 면역체계에 중추적인 역할을 한다. T세포는 초기 응급 상황에 도움을 주는 조력세포다.

2) 반사구 위치
- 발등 엄지발가락과 검지발가락 사이의 반사점

3) 반사구 수기요법
- 엄지손가락 옆 부위를 사용
- 엄지손가락으로 검지손가락을 누름
- 6~8회

4) 레이저 조사관리
- 질병예방 : 30초~1분 조사
- 질병관리 : 1분~2분 조사

5) 적응증상

(1) 가슴임파선의 각종 염증

(2) 임파선열병

(3) 임파선종양

(4) 면역력강화

(5) 세균 바이러스 감염

(6) 항암능력 증강(갑상선, 폐, 유방, 식도)

6) 특징
- 암 예방 및 흉부임파선 질병 예방 반사점로서 주기적으로 관리하면 좋음

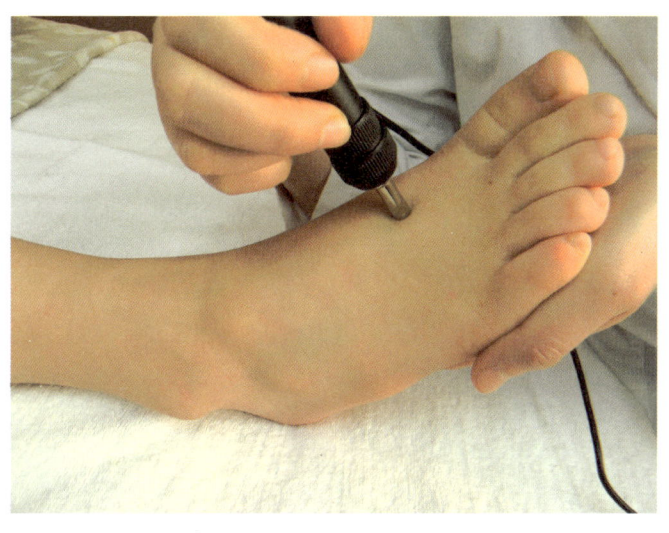

18 흉(胸, Thorax)

1) 생리작용
골반과 하지의 임파관이 모인 좌·우 요임파본간과 장관의 임파관이 모인 장임파본간이 제2요추 앞에서 방추상의로 된 유미조에 합류 복대동맥 후벽을 따라 횡격막의 대동맥 열공을 통과하여 흉강내로 들어간다. 직경 3mm, 길이 38~45cm의 흉관에는 다수의 판이 있어 임파의 역류를 방지한다.

2) 반사구 위치
- 발등 엄지발가락과 검지발가락 아래 오목한 반사점

3) 반사구 수기요법
- 양손 엄지손가락 배를 사용
- 6~8회

4) 레이저 조사관리
- 질병예방 : 30초~1분 조사
- 질병관리 : 1분~2분 조사

5) 적응증상

(1) 유선기능 장애

(2) 유선기능 활동 증강

(3) 유방암 예방

(4) 식도질환

6) 특징
- 여성 유방질병 예방 관리 반사점

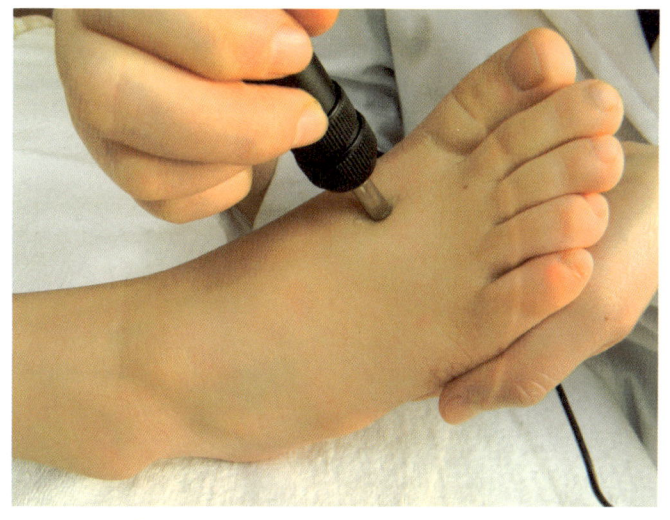

 # 횡격막(橫隔膜, Diaphragm)

1) 생리작용
횡격막은 넓은 돔 모양의 근막으로 흉강과 복강을 경계 지으며, 중심부는 건막이 3엽상으로 나뉘어져 있고 흉골부와 늑골부, 늑골부와 요부 사이에 형성되는 삼각을 흉골삼각, 요늑삼각 이라 하는데 이곳은 인체 중 약한 부위로 탈장이 잘 일어나는 곳이다. 특히 내장이 복막에 싸인 채 흉곽 내로 들어가는 것을 횡격탈장이라고 하는데 중년층에 많이 나타나며, 특히 임산부에서 많이 볼 수 있다.
그 밖에 식도열공을 통한 탈장이 많다. 횡격막은 흉곽 아래쪽에 있는 큰 근육으로 공기를 폐 안으로 끌어들이는 역할을 한다.

2) 반사구 위치
- 발등 엄지발가락 식도 위 반사점

3) 반사구 수기요법
- 양손 엄지손가락 사용
- 6~8회

4) 레이저 조사관리
- 질병예방 : 30초~1분 조사
- 질병관리 : 1분~2분 조사

5) 적응증상
(1) 딸꾹질
(2) 헛배가 부를 때, 복통
(3) 숨이 차다, 가슴이 답답할 때
(4) 구토
(5) 하복부 통증

6) 특징
- 딸꾹질과 복통 시에 즉효 반사점

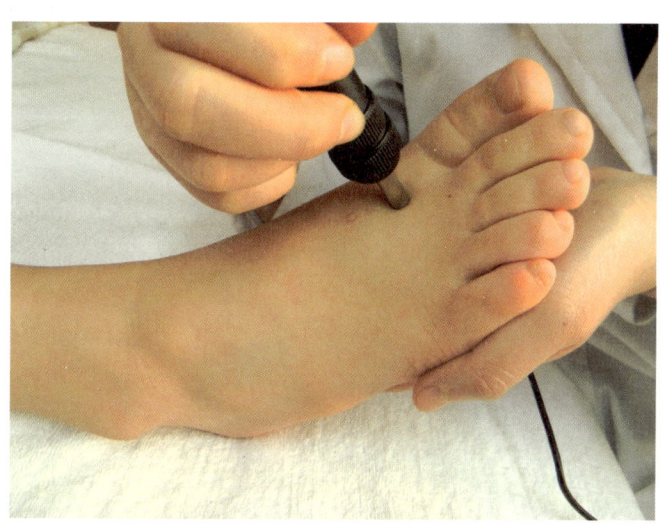

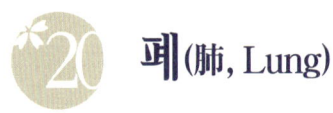 폐(肺, Lung)

1) 생리작용

폐의 무게는 우폐 약 600g, 좌폐 약 500g정도로 용적은 우폐가 1200cc 좌폐가 1000cc 정도이다.

폐는 호흡기 중에서 가장 중요한 좌우 한 쌍의 실질장기로서 흉막에 싸여 흉강내에 위치하며 기관을 거쳐 외계와 연락된다.

입과 코를 통해서 몸으로 들어간 공기는 기관지를 따라 두 갈래 길로 나뉘어져 좌, 우폐로 접어든다.

2) 반사구 위치

무명발가락 아래 오목한 곳

3) 반사구 수기요법
- 손가락 배를 사용
- 검지손가락을 굽혀서 사용
- 6~8회

4) 레이저 조사관리
- 질병예방 : 30초~1분 조사
- 질병관리 : 1분~2분 조사

5) 적응증상
(1) 폐 기능저하
(2) 기관지 질환
(3) 폐렴
(4) 폐 확장
(5) 가슴이 답답할 때
(6) 천식, 폐결핵
(7) 수면 무 호흡증상
(8) 갑자기 쓰러짐

6) 특징
• 졸도시 구급 반사점
• 폐렴과 가슴이 답답할 때 즉효 반사점

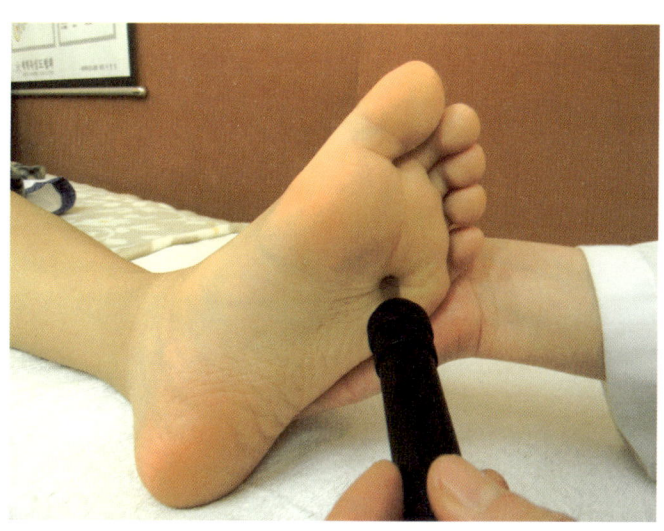

21 기관지(氣管支, Bronchus)

1) 생리작용
기관지는 제5흉추의 위쪽 경계에서 좌우기관지로 나뉘어져 폐문에 이르는 기도부분으로 심장의 위치 때문에 기관지의 굵기와 길이가 좌·우 대칭적이 아니고 우 기관지는 짧고 굵으며 좌 기관지는 기관지보다 가늘고 길다. 기관 내에 들어온 이물은 우기관지에 들어가기 쉽다.

기관지관은 나뭇가지처럼 수천개의 작은 기도로 나뉜다. 이러한 기도를 기관기라고 하며 기관지의관은 폐를 청소하는 기능을 담당한다.

2) 반사구 위치
- 신장 반사점 위

3) 반사구 수기요법
- 손가락 배를 사용
- 검지손가락을 굽혀서 사용
- 6~8회

4) 레이저 조사관리
- 질병예방 : 30초~1분 조사
- 질병관리 : 1분~2분 조사

5) 적응증상
(1) 기관지 질환
(2) 폐렴
(3) 폐 확장
(4) 가슴이 답답할 때
(5) 천식

6) 특징
- 폐렴과 가슴이 답답할 때 즉효 반사점

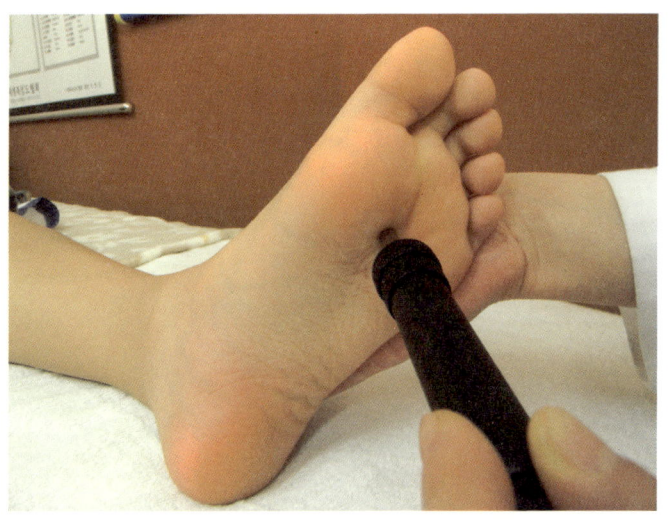

22 심장(心臟, Heart)

1) 생리작용
혈액순환의 원동력이 되는 추체형의 장기인 심장은 수축 시에는 자기의 주먹만하며, 성인의 심장길이는 약12cm, 무게는 남자 280~340g, 여자 230~280g 이며 두 겹의 심막으로 싸여진 유강 장기이다. 심장에서 나온 혈액은 제일 큰 혈관인 대동맥으로 분출되어 몸 구석구석으로 뻗어 나간다.
이렇게 산소가 풍부한 혈액을 공급하는 것이다. 무엇보다도 심장 자체에 혈액이 원활히 공급되어야 한다. 관상동맥에 혈액이 잘 공급되어야 건강하며 심박 조절 세포는 분당 60회 이상의 속도로 신호를 전달한 뒤 다시 전 과정을 반복한다.

2) 반사구 위치
- 왼발 무명발가락과 새끼발가락 사이 아래쪽

3) 반사구 수기요법
- 검지를 굽혀서 사용
- 엄지손가락 배 사용
- 6~8회

4) 레이저 조사관리
- 질병예방 : 30초~1분 조사
- 질병관리 : 1분~2분 조사

5) 적응증상
(1) 심장질환, 심근경색, 심장쇠약
(2) 심부전증상, 심장 순환기계통 질환
(3) 협심증, 동맥경화, 흉부통증
(4) 식은 땀
(5) 스트레스

6) 특징
- 심장이 중요하므로 제일 먼저 검사

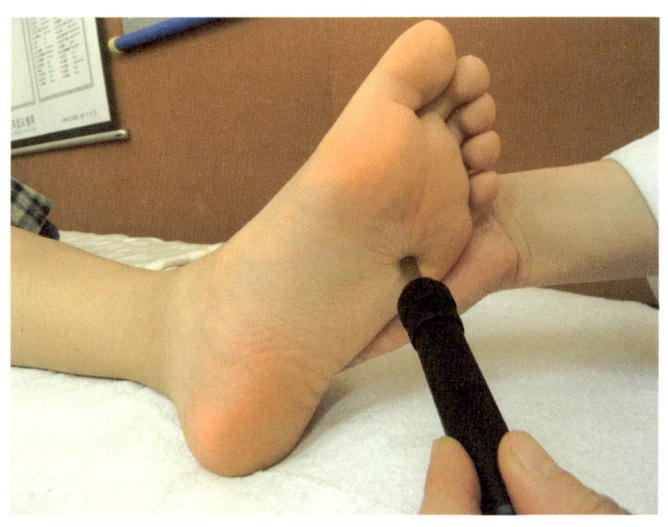

비장(脾臟, Spleen)

1) 생리작용
비장은 위저 왼쪽에 붙어 있는 다소 납작한 타원형의 기관으로 인체에서 가장 큰 임파기관이다. 크기는 길이 12cm, 폭 7cm, 두께 3~4cm, 무게 170g 정도이다. 비장은 볼록하고 매끄러우며 두 겹의 피막으로 싸여 있고, 내측면은 위장, 심장 및 결장과 접하고 중앙에는 혈관 및 신경 등이 출입하는 비문이 있다. 비장은 세망내피계의 하나로서 적혈구의 저장 및 파괴, 임파구 생산, 항체 생산, 식작용, 철대사에 관여하는 등 여러 가지 기능을 갖는 기관으로 매우 중요한 기능을 담당하며 세균과 바이러스에 대한 정보를 나누는 곳이기 때문에 면역기능의 중추라고 할 수 있다.

2) 반사구 위치
왼발 무명발가락과 새끼발가락 중간 심장 반사점 아래

3) 반사구 수기요법
- 검지를 굽혀서 사용
- 엄지손가락 배 사용
- 6~8회

4) 레이저 조사관리
- 질병예방 : 30초~1분 조사
- 질병관리 : 1분~2분 조사

5) 적응증상
(1) 빈혈
(2) 피부병
(3) 식욕부진, 소화불량
(4) 발염, 발열, 각종 염증
(5) 면역능력 증강, 항암 능력 증강

6) 특징
- 염증, 피부병 치료 및 피부미용에 특효 반사점

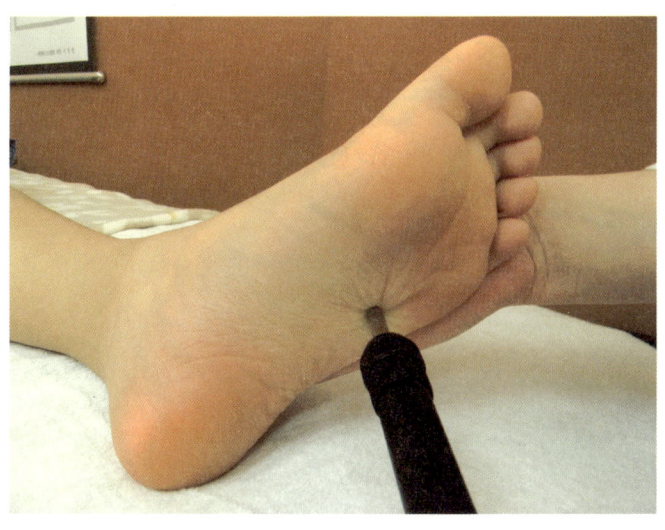

24 간장(肝臟, Liver)

1) 생리작용

간장은 인체에서 제일 큰 선(gland)으로 무게가 약 1.5kg 되는 암적갈색의 연한 실질 장기로서 대부분이 우상복부의 횡격막 밑에 있고 소부분만이 정중선의 좌측에 있다. 간 내에 분포하는 혈관에는 영양혈관과 기능혈관이 있다. 영양혈관은 산소를 운반하고 기능혈관은 위장, 소장, 대장, 비장, 췌장에서 정맥혈을 모은 영양소를 많이 함유한 문정맥이다.

간은 침묵의 장기로 불리며 기능이 저하되고 장애가 있어도 스스로 통증을 나타내는 경우가 없기 때문에 상당한 증상이 진행되지 않는 한 본인에게는 자각증상이 없는 경우가 일반적이다.

2) 반사구 위치
- 우측 발 무명발가락과 새끼발가락 사이 아래쪽

3) 반사구 수기요법
- 검지를 굽혀서 사용
- 엄지손가락 배 사용
- 6~8회

4) 레이저 조사관리
- 질병예방 : 30초~1분 조사
- 질병관리 : 1분~2분 조사

5) 적응증상
(1) 간장질환, 간염, 간경변
(2) 간 경화 복수, 간기능 장애
(3) 피로회복
(4) 눈의 피로
(5) 스트레스

6) 특징
- 간장질환 치료 반사점

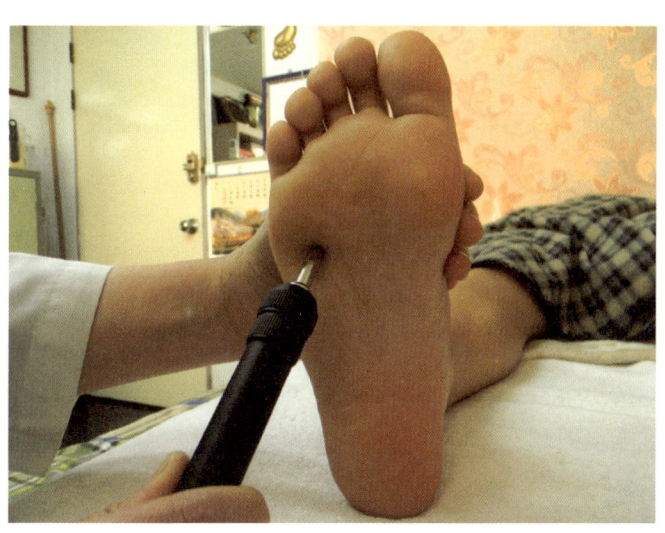

늑골(肋骨, Ribs)

1) 생리작용
늑골은 흉추와 흉골을 잇는 12쌍의 긴 뼈로서 흉곽의 외측벽을 형성한다. 늑골체는 납작하고 전내방으로 길게 굽는 부분이며 내측하연에 늑골구가 있어 늑간동·정맥 및 늑간신경이 통과한다. 늑골의 이상으로 제7경추의 횡돌기가 늑골처럼 길어진 것을 경늑골이라 한다.

2) 반사구 위치
- 발등 외측 복사뼈 밑 오목한 반사점

3) 반사구 수기요법
- 엄지손가락 머리를 사용
- 6~8회

4) 레이저 조사관리
- 질병예방 : 30초~1분 조사
- 질병관리 : 1분~2분 조사

5) 적응증상
(1) 늑골의 각종 병적 증상
(2) 옆구리가 결린다
(3) 가슴이 답답하다
(4) 늑막염

6) 특징
• 늑막염과 옆구리가 결릴 때 치료 반사점

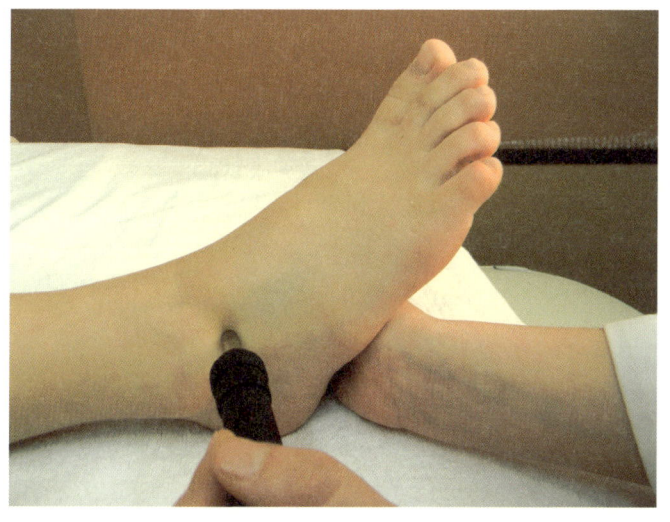

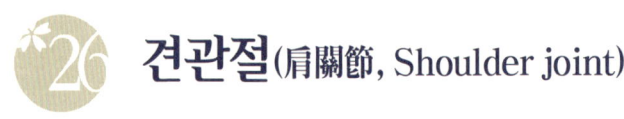
견관절(肩關節, Shoulder joint)

1) 생리작용

견갑골에서 상완을 향하여 위치하는 6개의 근으로서 견관절의 운동에 관여하는 삼각근, 견갑하근, 극상근, 극하근, 소원근, 대원근으로 구성한다. 상완의 내전과 신전 및 내측회전을 담당하며 견갑하신경의 지배를 받는다.

어깨뼈는 인대와 근육이 느슨하게 연결되어 있어서 매우 유연하기 때문에 회전근 파열이 일어나기 쉽다. 어깨근력 운동은 뼈와 근육신경에 아주 이로우며 고밀도를 유지하고 골다공증을 예방해 주기 때문이다.

2) 반사구 위치
- 새끼발가락 아래 튀어나온 뼈 밑 반사점

3) 반사구 수기요법
- 검지손가락을 굽혀서 사용
- 엄지손가락 머리 사용
- 6~8회

4) 레이저 조사관리
- 질병예방 : 30초~1분 조사
- 질병관리 : 1분~2분 조사

5) 적응증상
(1) 견 관절 염증
(2) 어깨주위 근육 신경경직, 어깨 통증
(3) 오십견
(4) 손이 저리고 마비됨

6) 특징
- 어깨 통증 시 즉효 반사점
- 어깨가 아파서 손이 올라가지 않을 때

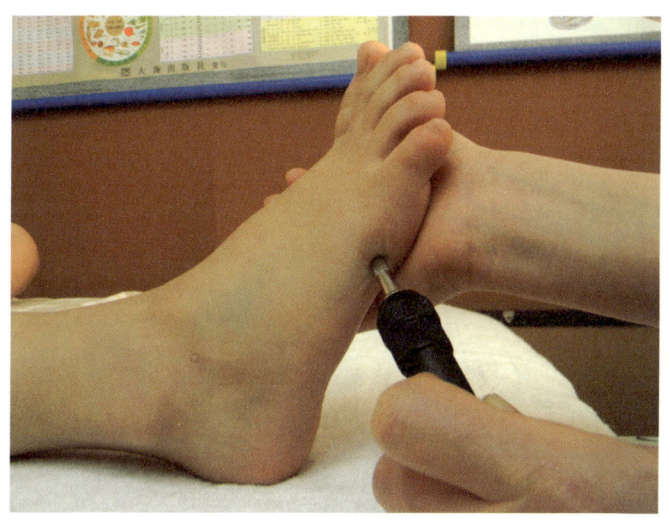

27 견갑골(肩胛骨, Scapula)

1) 생리작용

견갑골은 상지대의 배측을 형성하는 크고 삼각형인 평편골로서 내측연, 상연, 외측연들이 거꾸로 세워진 삼각형 모양으로 되어 있다. 늑골면은 제2~7늑골 높이에 걸쳐 있으며, 반대쪽의 배측면은 내측연의 위쪽 1/3정도에서 견갑극에 의하여 극상와와 아래쪽의 넓은 극하와로 구분된다.

2) 반사구 위치
- 발등 셋째발가락과 무명발가락 사이 반사점

3) 반사구 수기요법
- 엄지손가락 머리를 사용
- 6~8회

4) 레이저 조사관리
- 질병예방 : 30초~1분 조사
- 질병관리 : 1분~2분 조사

5) 적응증상

(1) 어깨가 시리고 아픔

(2) 견 관절 손상

(3) 어깨 주위 근육신경 경직

(4) 어깨가 아파서 팔이 올라가지 않을 때

6) 특징

- 어깨가 아파서 팔이 올라가지 않을 때 즉효 반사점

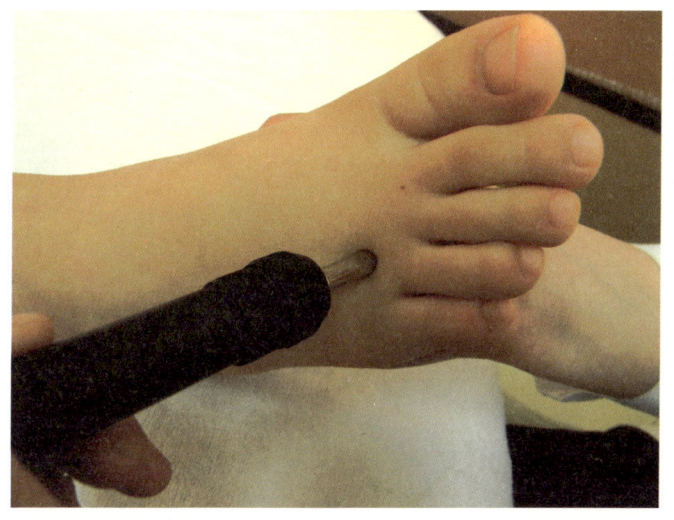

28 주관절(關節, Elbow joint)

1) 생리작용
상완골의 원위부와 요골 및 척골의 근위부가 만나서 이루어지는 과상관절이다. 이 관절은 복관절로서 완척관절, 완요관절 및 상요척관절로 되어 있다.

- 완척관절 : 상완골의 활차와 척골의 활차절흔간의 관절로 주관절을 굴곡시킴.
- 완요관절 : 상완골의 소두와 요골두 간의 관절로 주관절의 굴곡운동 및 전완의 회전운동을 담당함.
- 상요척관절 : 요골두의 환상관절면과 척골의 요골절흔 사이에 이루어지는 차축관절로서 관절낭은 내·외측 측부인대 및 요골 윤상 인대로 보강되며 요골의 탈구를 방지하여 준다.

2) 반사구 위치
- 발 외측 중간 튀어나온 뼈 요추 아래 반사점

3) 반사구 수기요법
- 검지손가락과 장지손가락을 굽혀서 사용
- 검지손가락과 장지손가락 사이에 뼈가 들어감

- 6~8회

4) 레이저 조사관리
- 질병예방 : 30초~1분 조사
- 질병관리 : 1분~2분 조사

5) 적응증상
(1) 팔굽 관절 손상, 팔굽이 아프고 시림
(2) 팔굽 관절 염증, 팔굽 인대 손상
(3) 테니스 엘브

6) 특징
- 팔굽 관절 이상 시 특효 반사점

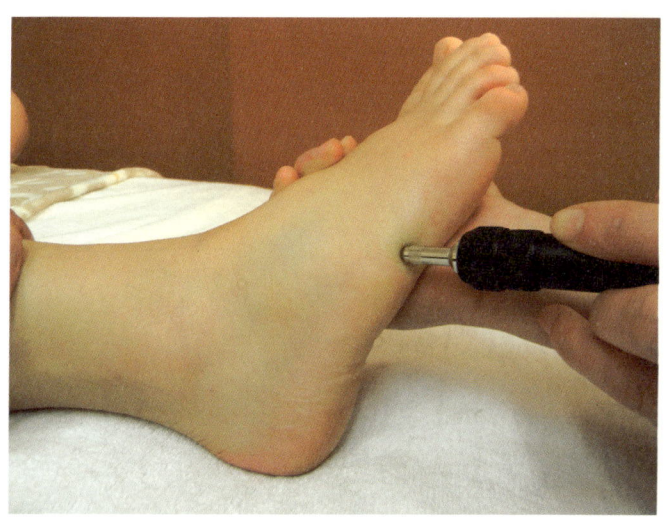

 # 슬관절(膝關節, Knee joint)

1) 생리작용
슬관절은 체중을 경골에 전달하기 때문에 팽대되어 있고 연골로 싸여 관절운동이 가능하게 되어 있어서 경골과 함께 슬관절을 형성한다. 두 개의 몸에서 가장 긴 뼈 사이에 위치한 전형적인 경첩관절은 한 방향으로만 구부러진다. 뒤쪽으로만 움직임이 제한되어 있고 무릎 반달관절은 충격흡수뿐만 아니라 연골을 잘 움직일 수 있게 하고 연골세포에 영양을 공급하는 윤활액이 생성되는 것을 도와 준다.

2) 반사구 위치
- 발 외측 복사뼈 아래 반사점

3) 반사구 수기요법
- 검지손가락을 굽혀서 사용
- 엄지손가락 배 사용
- 6~8회

4) 레이저 조사관리
- 질병예방 : 30초~1분 조사

- 질병관리 : 1분~2분 조사

5) 적응증상
(1) 무릎 관절염
(2) 무릎근육 경직
(3) 반달관절(연골) 이상
(4) 무릎 뼈 주위신경 경직
(2) 무릎관절 통증

6) 특징
- 무릎관절 통증 치료에 특효 반사점

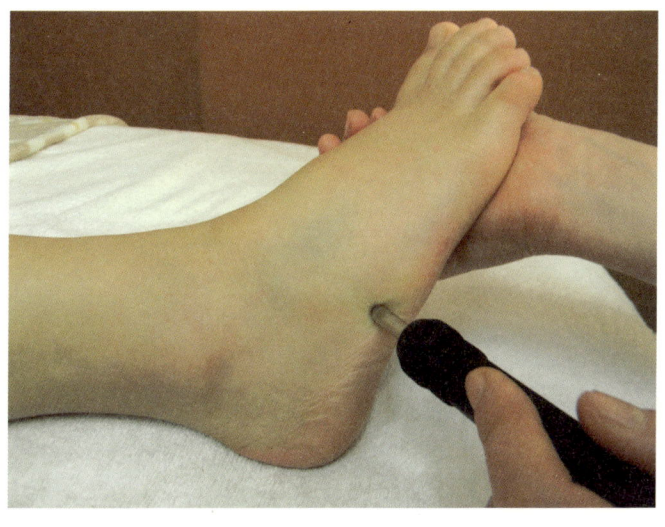

 # 생식기(生殖器, Genital or Reproductive system)

1) 생리작용

생식기계는 자손의 증식을 위한 기관계이다. 남녀 간에는 형태 및 구조에 있어 큰 차이가 있으나 발생학적으로는 동일한 원기에서 발생하므로 각 부위의 남녀 생식기 사이에는 상동관계가 있는 기관이 많다. 생식선은 몸에서 성호르몬을 만들어 내는 분비선으로 남성 여성 모두 한 쌍씩 갖고 있다.

- 남성 생식기 : 고환, 부고환, 정관, 전립선에 들어있는 사정관, 음경 및 3개의 부속선 즉 정낭, 전립선, 구요도선으로 구성되어 있으며 생식에 필요한 정자를 만들어 낸다. 테스토스테론을 생산 턱수염 저음 모험심과 삶의 질의 중요한 기능과 성욕 발기능력 근육의 힘을 유지하는 기능.

- 여성 생식기 : 난소, 난관, 자궁, 질, 외음부로 구성되어 있으며 난소는 난자를 만들며 생식선기능을 담당한다. 폐경기에는 여성의 성징 호르몬 에스트로겐과 프로제스테론 호르몬분비 감소 및 불균형으로 안면홍조, 불면증, 성욕감퇴, 점막건조 등 장애를 호소한다.

2) 반사구 위치
- 발바닥 : 뒤꿈치 중앙 반사점
- 발외측 : 바깥 복사뼈 밑 반사점

3) 반사구 수기요법
- 발바닥 : 뒤꿈치 중앙 반사점는 강압으로 검지손가락을 굽혀서 사용
- 발외측 : 외측복사뼈 밑 반사점는 엄지손가락 배를 사용
- 6~8회

4) 레이저 조사관리
- 질병예방 : 30초~1분 조사
- 질병관리 : 1분~2분 조사

5) 적응증상
(1) 갱년기 종합장애 증상, 불면증, 불감증
(2) 정력감퇴, 발기부전
(3) 생리불순, 생리통

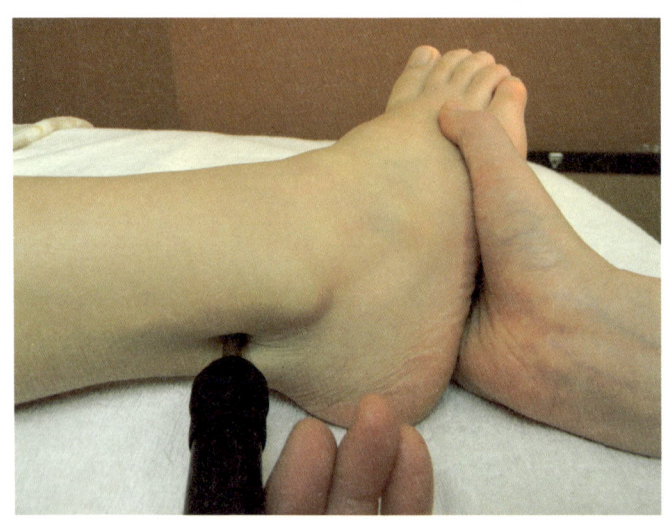
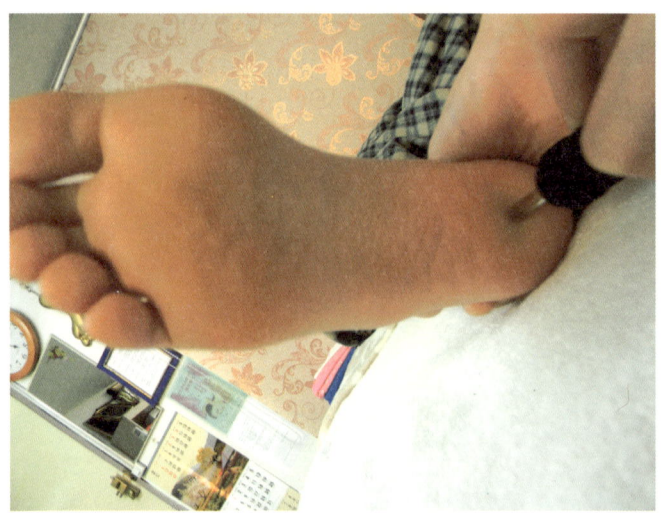

제3장

반사구 위치 및 반사점 관리

31 자궁(子宮, Uterus)

1) 생리작용
여자 생식기관 중 벽이 제일 두꺼운 근육성장기로서 난관과 질 사이에 있으며 수정된 수정란을 발육시키는 기관이다. 자궁체와 자궁경 사이의 좁은 이행부를 자궁협부라 한다. 성숙한 처녀의 자궁은 길이 약 7cm, 넓이 5cm, 두께 2.5cm의 기관으로 자궁경선은 점액을 분비한다.

2) 반사구 위치
- 안쪽 복사뼈 밑 반사점

3) 반사구 수기요법
- 엄지손가락 배를 사용
- 6~8회

4) 레이저 조사관리
- 질병예방 : 30초~1분 조사
- 질병관리 : 1분~2분 조사

5) 적응증상

(1) 자궁암 예방

(2) 자궁종양, 자궁질환

(3) 생리통, 생리불순

(4) 자궁이 쳐짐

6) 특징

- 자궁은 적응증의 각종증상에 특효가 있으므로 정기적 관리를 하여주는 것이 좋음.

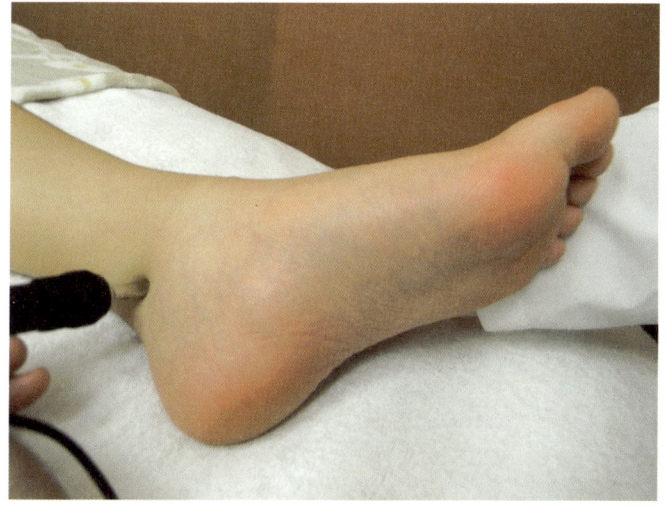

 # 전립선(前立腺, Prostate gland)

1) 생리작용

정액의 일부를 분비하는 밤알 크기의 부속선이며 사정관에 의하여 관통되어 있다. 30~50개의 작은 분지선이 모여 형성되며 15~30개의 도관이 요도릉 양측에 있다. 이 선에서 분비한 정액은 연한 우윳빛이고 약알카리성이며 밤꽃냄새를 풍기고 정자에 활기를 부여하는 남성 특유의 것이다.

전립선은 딱딱한 기관으로 배뇨와 사정의 속도 세기 및 빈도를 결정하고 배뇨시에 통증과 사정이 어려워지기도 한다.

2) 반사구 위치
- 안쪽 복사뼈 밑 반사점

3) 반사구 수기요법
- 엄지손가락 배를 사용
- 6~8회

4) 레이저 조사관리
- 질병예방 : 30초~1분 조사
- 질병관리 : 1분~2분 조사

5) 적응증상

(1) 전립선비대

(2) 전립선염증

(3) 전립선 암 예방

(4) 남성 무력증

(5) 소변곤란

(6) 혈뇨

(7) 요도통증

6) 특징

- 전립선은 각종 증상에 특효가 있으므로 주기적으로 관리하여 주면 좋다.

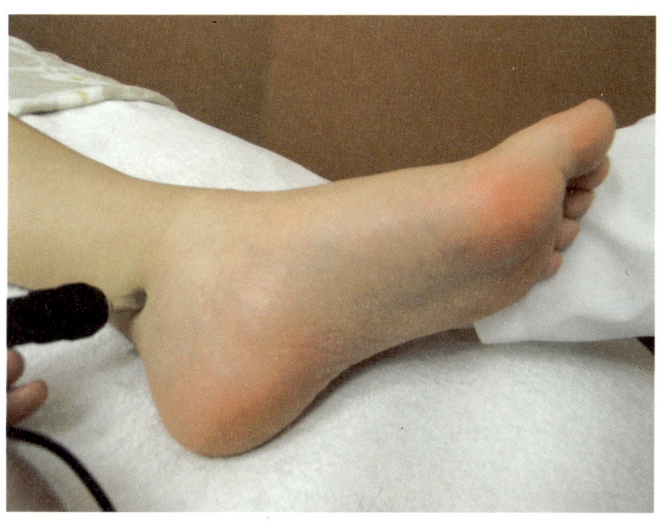

33 복막(腹膜, Peritoneum)

1) 생리작용

복막은 복강 및 골반강의 내면과 내강에 돌출하고 있는 내장을 덮은 장막이며 이는 내장의 표면을 싸고 있는 장측 복막과 복벽을 싸고 있는 벽측 복막으로 구분된다.

- 남자 : 방광의 상면을 거쳐 전복 벽으로 형성되어있다.
- 여자 : 자궁전체와 방광 상면을 차례로 덮은 다음 전 복벽에 이르며 생식선과 연결되어 외계와 교통되고 있다. 직장과 자궁사이에 깊은 직장 자궁와가 형성하고 방광과 자궁사이에 자궁와가 형성된다.

2) 반사구 위치
- 복사뼈 옆 자궁 윗 쪽의 반사점

3) 반사구 수기요법
- 엄지손가락 배를 사용한다
- 6~8회

4) 레이저 조사관리
- 질병예방 : 30초~1분 조사
- 질병관리 : 1분~2분 조사

5) 적응증상
(1) 산부인과 질병
(2) 생리 불규칙, 생리통증
(3) 정력감퇴
(4) 하복부 팽만증상
(5) 변비

6) 특징
- 산부인과 중요 반사점로서 생리통에 특효임

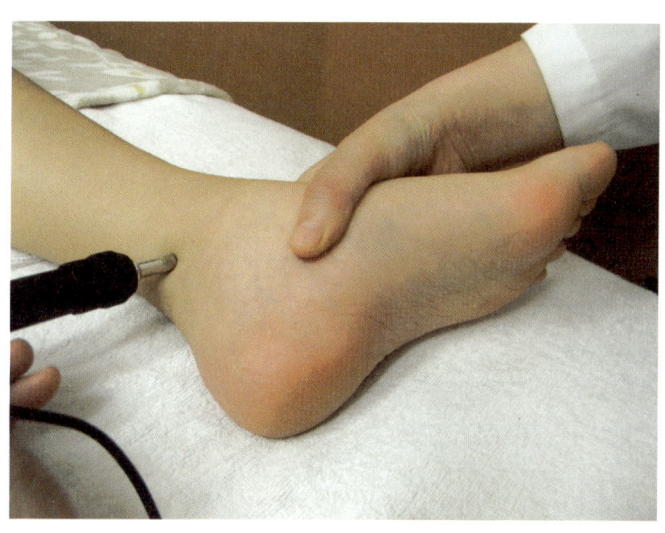

 # 복강구 (腹腔溝, Abdominal orifice)

1) 생리작용
복강으로 개구하는 외측단은 깔때기 모양을 하고 있어서 누두부라 하는데, 복강으로는 복강구로서 개구한다. 복강구의 주위에는 많은 돌기가 돌출해 있어 난관채라하고 특히 그 중 하나가 난소 난관단에 붙어 있는데 이를 난소채라 한다. 난관의 2/3를 차지하는 중간의 팽대부는 벽이 얇다. 두꺼운 자궁벽을 관통하는 자궁부가 자궁강에 개구한다.

2) 반사구 위치
- 발등 엄지발가락 등 윗쪽 오목한 반사점

3) 반사구 수기요법
- 엄지손가락 머리를 사용
- 6~8회

4) 레이저 조사관리
- 질병예방 : 30초~1분 조사
- 질병관리 : 1분~2분 조사

5) 적응증상
(1) 생식기계통 질환
(2) 불임증
(3) 출산 후유증
(4) 흥분을 참아서 생긴 통증
(5) 고환이 붓고 통증
(6) 음낭 혹(좌우크기가 다름)

6) 특징
• 남 · 여 생식기계통 질환에 특효 반사점

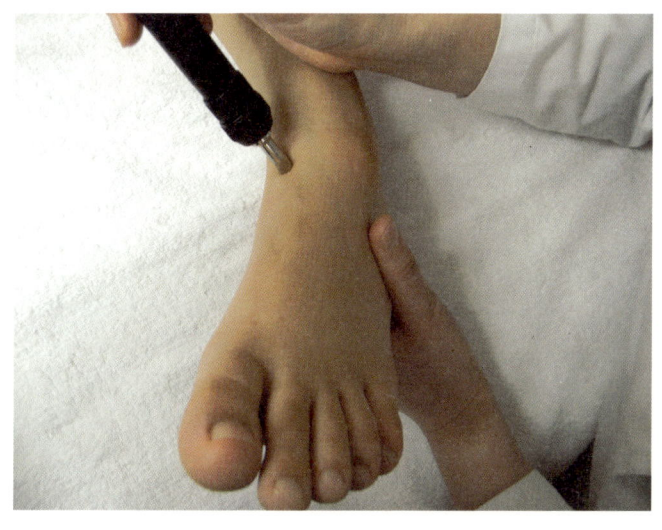

위장(胃臟, Stomach)

1) 생리작용

위는 소화기관 중에서 가장 넓은 부분으로 섭취한 음식물을 일시적으로 저장하고 위벽의 운동에 의한 기계적 작용과 위액의 화학적 작용으로 죽 같은 즙을 만들어 소장에 보내는 일을 한다. 모양은 J자형이며 용적은 1ℓ 정도의 음식물을 넣을 수 있고 식도와 연결되는 분문과 십이지장으로 연결되는 유문이 있다. 점액을 분비하는 단층원주상피로 덮여 있는 점막 하에 잘 발달된 위선이 있어 위액을 분비 한다. 위벽의 맨 바깥층은 복막인 장막으로 덮여 있다.

2) 반사구 위치
- 엄지발가락 아래 볼록한 살 밑

3) 반사구 수기요법
- 엄지손가락 배 사용
- 검지손가락을 굽혀서 사용
- 6~8회

4) 레이저 조사관리
- 질병예방 : 30초~1분 조사

- 질병관리 : 1분~2분 조사

5) 적응증상
(1) 위장 질환, 위염
(2) 위출혈
(3) 구토, 위,식도 역류
(4) 위장기능저하, 위확장
(5) 위산과다, 소화불량
(6) 위하수
(7) 위궤양, 위종양

6) 특징
- 소화불량 등 위장 질환에 특효 반사점

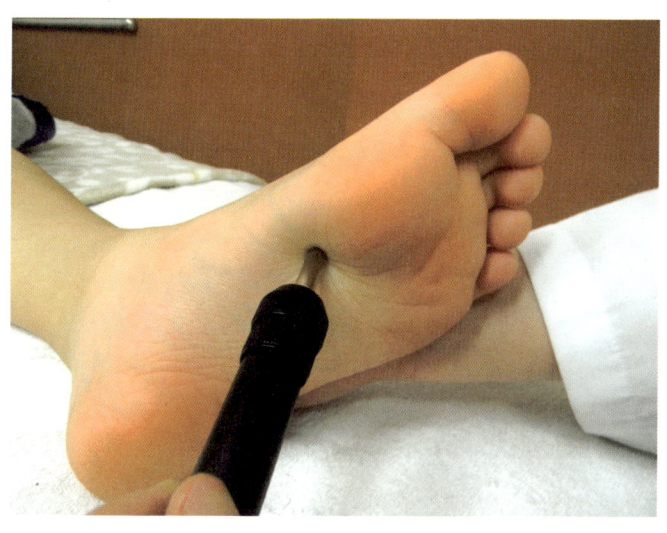

 # 췌장(膵臟, Pancreas)

1) 생리작용

췌장은 내·외 분비작용을 겸유하고 있는 소화선으로서 위의 후방과 요추의 전방에 수평으로 위치하고 회백적색을 띤 삼각기둥 모양의 장기이다. 길이 약 14~16cm, 폭 3~5cm, 무게 80~90g 정도이다.

위 뒤쪽 아래 제1, 제2요추 높이 복막 뒤에 있는 기관으로 인슐린 호르몬 분비, 내분비와 외분비 균 등작용 및 인체내의 당분 및 영양물질 대사를 조절하는 중요한 작용을 하는 기관이다.

2) 반사구 위치
- 엄지발가락 밑 위장 반사점 아래 반사점

3) 반사구 수기요법
- 검지를 굽혀서 사용
- 엄지손가락 배 사용
- 6~8회

4) 레이저 조사관리
- 질병예방 : 30초~1분 조사

- 질병관리 : 1분~2분 조사

5) 적응증상
(1) 소화기계통 기능 장애
(2) 내분비계통 장애
(3) 췌장 질환, 췌장 염증
(4) 당뇨병, 당뇨 망막증상
(5) 소변 양 증가
(6) 동맥경화
(7) 입냄새

6) 특징
- 당뇨병 치료 및 예방 특효 반사점

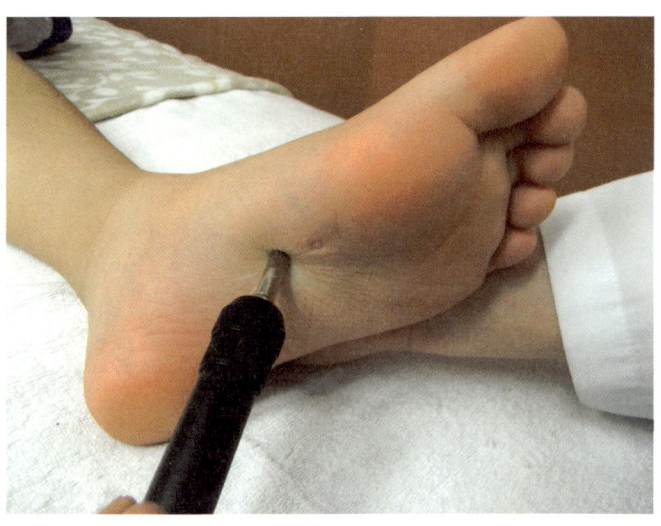

37 십이지장(十二指腸, Duodenum)

1) 생리작용

십이지장은 3부위 중 가장 짧고 길이는 약 25cm인 C자형으로 오른쪽으로 돌출하였으며 후측벽에 붙어 있어 운동성이 거의 없는 무장간막의 소장으로 그 위치에 따라 4부위로 나누어지는데 주로 소화기의 영양분을 흡수하는 작용을 한다.
- 상부 : 제1요추 높이에서 유문으로부터 시작하는 길이 약 5cm임.
- 하행부 : 췌장두의 오른쪽에서 요추의 우측에 따라 제3, 4요추체 높이의 수직으로 내려가 구부러지며, 길이는 약 7~10cm임.
- 수평부 : 하행부에 이어 제3요추의 전방 좌측으로 향해 수평으로 가는 길이 5~7cm부분임.
- 상행부 : 수평부에서 비스듬히 좌 상방부로 가서 제2요추 높이에 이르는 길이 약 2.5cm 부분임.

2) 반사구 위치
- 엄지발가락 아래쪽 췌장 밑 반사점

3) 반사구 수기요법
- 검지를 굽혀서 사용
- 엄지손가락 머리 사용

- 6~8회

4) 레이저 조사관리
- 질병예방 : 30초~1분 조사
- 질병관리 : 1분~2분 조사

5) 적응증상
(1) 위 및 십이지장 질환
(2) 십이지장 궤양, 소장기능장애
(3) 소화불량, 식욕부진, 음식물 중독

6) 특징
- 식중독 구급 반사점

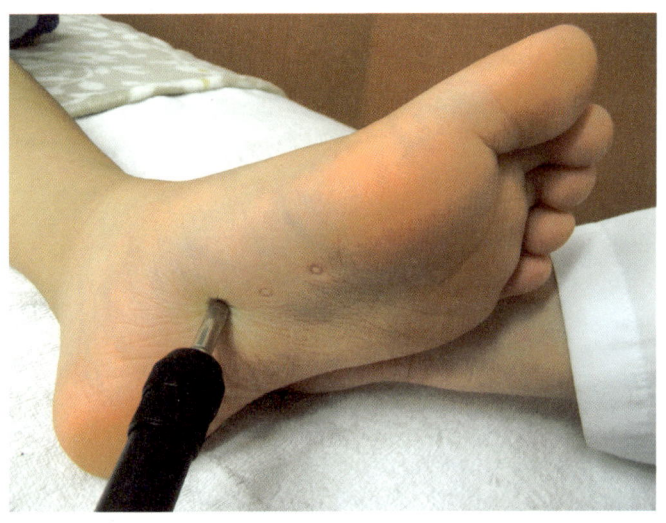

 소장(小腸, Small intestine)

1) 생리작용
소장은 지름이 약 2~4cm, 길이 6~7cm의 얇은 막으로된 근육성의 관으로 십이지장, 공장, 회장의 3부분으로 구분된다. 소장에서는 위액과 장액외에 간장과 췌장에서 분비하는 소화액을 받아 음식물을 소화시키고 관벽에서 영양분을 흡수하는 작용을 한다. 소화기관이 쉬지 않고 계속 작용하기 때문에 문제가 생기는 것을 예방하려면 물과 섬유질을 많이 먹는 것이 좋다. 섬유질은 대장암을 예방한다.

2) 반사구 위치
- 신장과 위장사이 반사점

3) 반사구 수기요법
- 검지손가락을 굽혀서 사용
- 엄지손가락 배 사용
- 6~8회

4) 레이저 조사관리
- 질병예방 : 30초~1분 조사

- 질병관리 : 1분~2분 조사

5) 적응증상
(1) 소화기계통 질환
(2) 소장기능저하
(3) 위와 소화장기계통 질환
(4) 설사
(5) 음식물 역류현상
(6) 복통
(7) 급·만성 장염

6) 특징
- 구토 음식물 역류될 때 관리함.

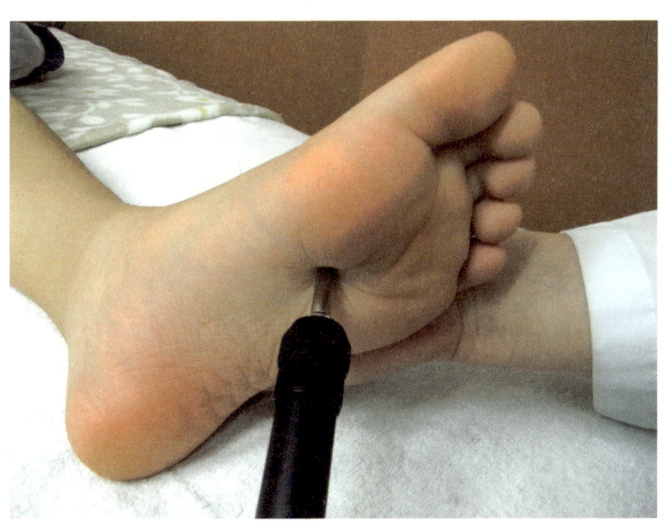

 # 상행결장(上行結腸, Ascending colon)

1) 생리작용
상행결장은 우장골 와의 맹장에서 시작하여 복강의 우측 후벽을 따라 상행하고 간의 우엽 하면에 이르러 급히 좌측으로 굽어지는 우결장곡에서 횡행결장에 이행하는 길이 약 20cm의 부분으로 전면은 복막에 덮여 있다.

2) 반사구 위치
- (맹장 반사점과 동일하다)

3) 반사구 수기요법
- 엄지손가락 배를 사용
- 검지손가락을 굽혀서 사용
- 6~8회

4) 레이저 조사관리
- 질병예방 : 30초~1분 조사
- 질병관리 : 1분~2분 조사

5) 적응증상

(1) 소화기 계통 질병

(2) 설사

(3) 복통

(4) 장염

(5) 변비

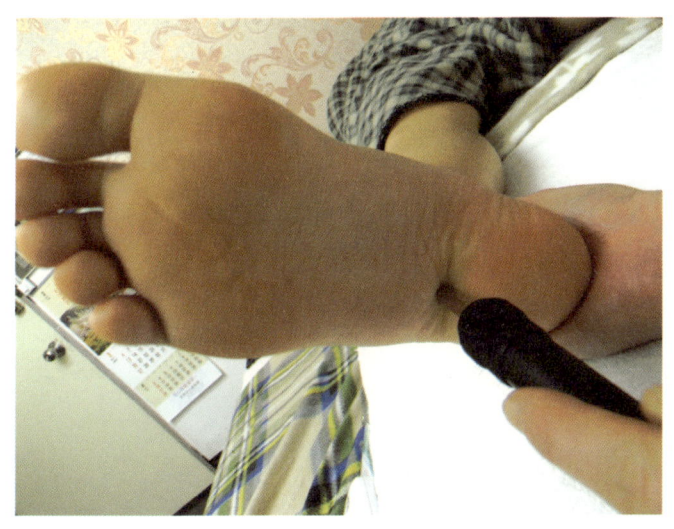

 # 횡행결장(橫行結腸, Transverse colon)

1) 생리작용
횡행결장은 상행결장에 이어서 좌측 상방으로 주행하며, 비장의 하단 내측에 이르러 급히 밑으로 내려지는 좌결장곡에서 하행결장에 이어지는 길이 약 50cm이며, 긴결장간막에 의하여 후복벽에 연결되어 있어 운동성이 매우 풍부하다.

2) 반사구 위치
- 우측 발 : 간의 하방

3) 반사구 수기요법
- 검지를 굽혀서 사용
- 엄지손가락 배를 사용
- 6~8회

4) 레이저 조사관리
- 질병예방 : 30초~1분 조사
- 질병관리 : 1분~2분 조사

5) 적응증상
(1) 소화기계통 질환
(2) 복통
(3) 장염
(4) 설사

6) 특징
• 설사 및 복통 구급 치료 반사점

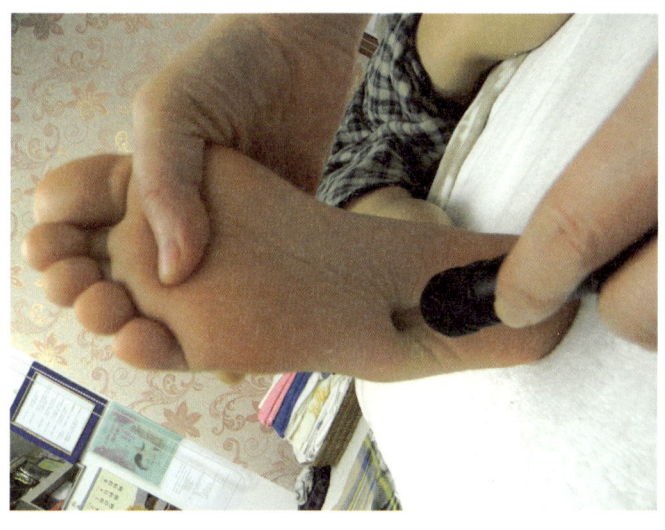

 하행결장(下行結腸, Descending colon)

1) 생리작용
하행결장은 횡행결장에 이어져서 복강의 좌후벽을 하행하여 좌장골와에서 S상결장에 이어지는 길이 약 25cm의 부분이며, S상결장은 좌장골와에서 S상으로 굽어지면서 골반강 안으로 들어가 직장에 이어지는 약 45cm 부분이다.

2) 반사구 위치
- 비장 하방 반사점

3) 반사구 수기요법
- 검지를 굽혀서 사용
- 엄지 배를 사용
- 6~8회

4) 레이저 조사관리
- 질병예방 : 30초~1분 조사
- 질병관리 : 1분~2분 조사

5) 적응증상
(1) 소화기계통 질환
(2) 설사
(3) 복통
(4) 장염

6) 특징
• 설사 및 장염 치료 반사점

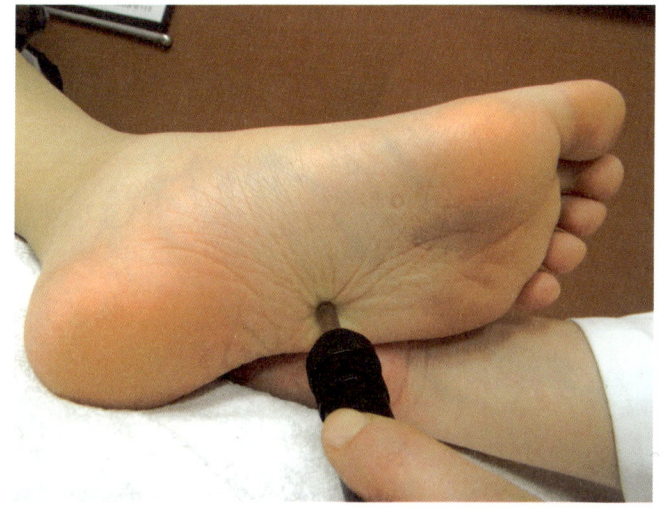

42 직장 (直腸, Rectum)

1) 생리작용

직장은 제2천추 높이에서 시작하여 천골 전면으로 정중선을 따라 항문에 이르는 길이 약20cm의 부분이다. 직장에서는 소화·흡수는 이루어지지 않고 내용물을 저장, 배설하는 작용을 한다. 소화는 최종단계까지 약 4시간이 걸린다. 직장은 대변이 몸에서 항문으로 빠져나가게 해주는 문이다. 이 과정에서 발생되는 가장 흔한 병이 치질이다. 하부직장과 항문 괄약근이 늘어난 상태다.

2) 반사구 위치
- 발뒤꿈치 상부 근골 앞쪽 횡대 반사점

3) 반사구 수기요법
- 엄지손가락 배를 사용
- 검지손가락을 굽혀서 사용
- 6~8회

4) 레이저 조사관리
- 질병예방 : 30초~1분 조사
- 질병관리 : 1분~2분 조사

5) 적응증상
 (1) 직장질환
 (2) 직장염증
 (3) 직장기능 저하
 (4) 변비
 (5) 치질

6) 특징
 • 변비 치료 반사점

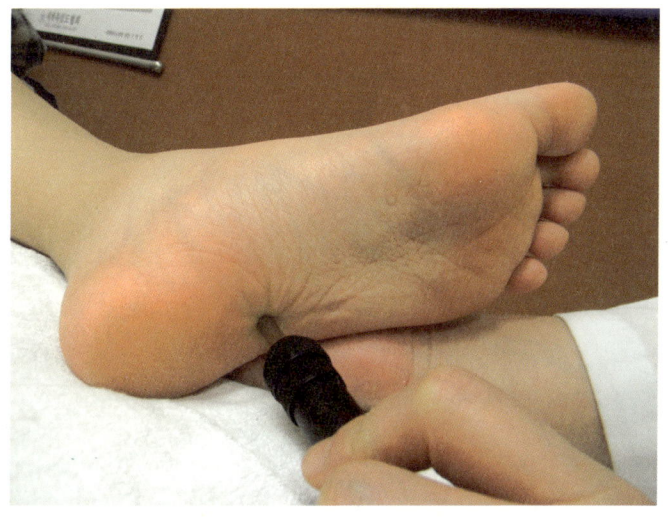

 복강신경총 (腹腔神經叢, Celiac ganglion)

1) 생리작용

교감신경계의 하나로서 위, 간, 췌장, 신장 및 장을 연결하는 신경절의 묶음으로 되어 있다. 최하흉신경절 제1, 제2요신경절에서 나오는 가지와 가슴 및 복대동맥 신경총에서 나오는 가지 등으로 형성된다.

2) 반사구 위치
- 신장과 위장 사이 반사점

3) 반사구 수기요법
- 양손엄지손가락 배 사용
- 6~8회

4) 레이저 조사관리
- 질병예방 : 30초~1분 조사
- 질병관리 : 1분~2분 조사

5) 적응증상
(1) 소화기계통 질병

(2) 배가 붓는다
(3) 설사
(4) 위경련
(5) 딸꾹질, 가슴이 답답하다
(6) 신경성 소화기계통 질환

6) 특징
- 속이 쓰리고 뒤틀리며 아플 때
- 가슴이 답답하고, 위경련 시에 즉효 반사점

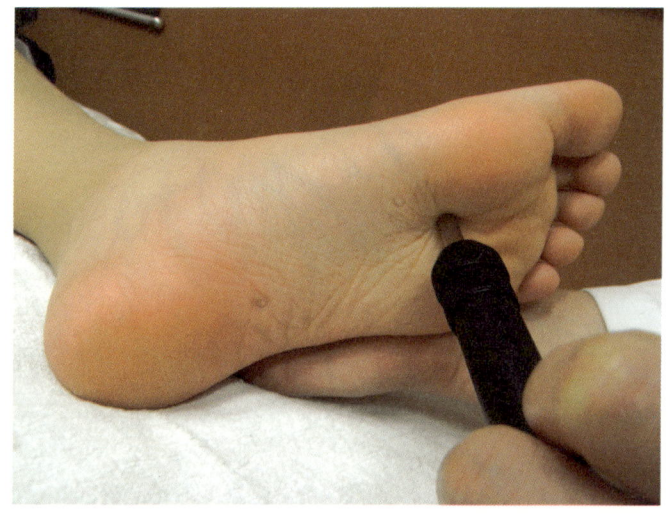

44 항문(肛門, Anus)

1) 생리작용
항문관 내면에는 여러 개의 세로주름인 직장주가 있어 항문 폐쇄를 돕는다. 항문의 끝 부분에는 윤상의 융기가 있는데, 이를 치대라 하며 주위에는 정맥층이 잘 발달되어 치질의 호발부가 된다. 치질은 배변시에 힘을 주다가 압력에 항문의 정맥이 늘어나면서 발생된다.

2) 반사구 위치
- 발뒤꿈치 중앙 방광 반사점 옆

3) 반사구 수기요법
- 검지손가락을 굽혀서 사용
- 6~8회

4) 레이저 조사관리
- 질병예방 : 30초~1분 조사
- 질병관리 : 1분~2분 조사

5) 적응증상
(1) 변비
(2) 항문주위 염
(3) 항문괄약근 경직
(2) 치질
(3) 항문 출혈

6) 특징
• 치질 치료 반사점
• 변비 특효 반사점

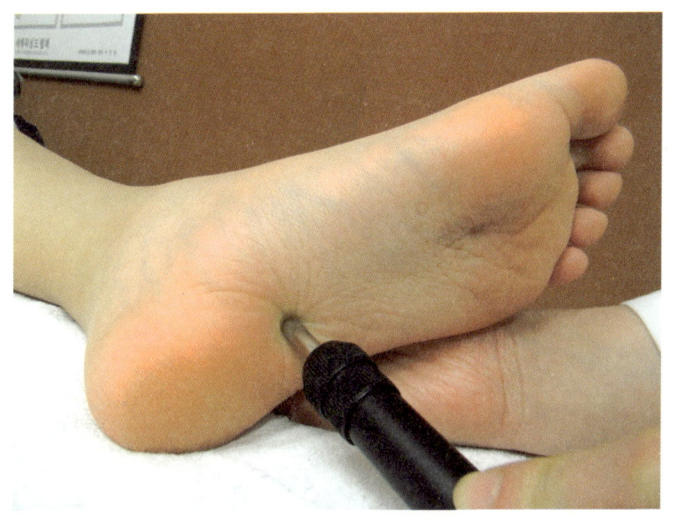

45 맹장(盲腸, Cecum)

1) 생리작용

맹장은 대장의 시작 부위로서 회장과 경계가 되는 회맹판의 하방에 위치하는 길이 5~7cm의 부분이다. 대장과 소장의 경계인 맹장은 소장에서 넘어온 음식물을 일시 저장하고 대장 내용물이 소장으로 역류하는 것을 방지하는 작용을 한다

소장에서 영양분을 흡수하고 나면 음식 찌꺼기는 맹장으로 이동하여 상행결장으로 연결된다.

2) 반사구 위치
- 상행결장과 동일 반사점

3) 반사구 수기요법
- 검지를 굽혀서 사용
- 엄지손가락 배 사용
- 6~8회

4) 레이저 조사관리
- 질병예방 : 30초~1분 조사
- 질병관리 : 1분~2분 조사

5) 적응증상
(1) 맹장 염
(2) 맹장 충수 돌기 염증
(3) 하복부 팽만증상
(4) 소화 불량

6) 특징
• 맹장 염 구급 반사점

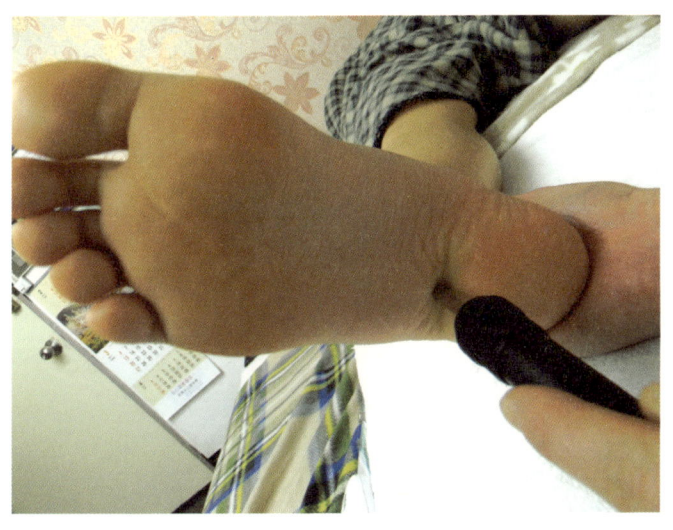

46 신장(腎臟, Kidney)

1) 생리작용
오줌성분을 걸러 내는 비뇨기의 주기관으로 좌우 한쌍의 암적색을 띤, 내측이 오목한 완두콩 모양의 실질기관으로 복강의 후복벽 상부에서 척추의 양쪽에 위치한다. 상단에 접하고 있는 부신과 같이 지방피막에 싸여 있는 복막후장기의 하나로 길이 약 13cm~14cm이다.

2) 비뇨기계
음식물의 대사에 의해서 생산된 요성분과 독소를 혈액에서 걸러내어 소변으로 배설하므로 체액의 화학적 조성을 적당하게 유지시켜 주는 기관의 총칭이며, 신장, 요관, 방광 및 요도로 구성된다.

3) 반사구 위치
- 검지와 중지발가락 아래 入字 모양의 교차점 아래 오목한 곳

4) 반사구 수기요법
- 엄지손가락 배 사용
- 검지손가락을 굽혀서 사용
- 6~8회

5) 레이저 조사관리
- 질병예방 : 30초~1분 조사
- 질병관리 : 1분~2분 조사

6) 적응증상
(1) 심장의 불규칙, 고혈압
(2) 신장질환, 급·만성 신장염, 신장결석, 신장 혹, 신부전증
(3) 요독 증상, 비뇨기계통 감염
(4) 다리가 부을 때, 혈액순환

7) 특징
- 갑자기 쓰러졌을 때 구급 반사점
- 신장결석 치료 반사점

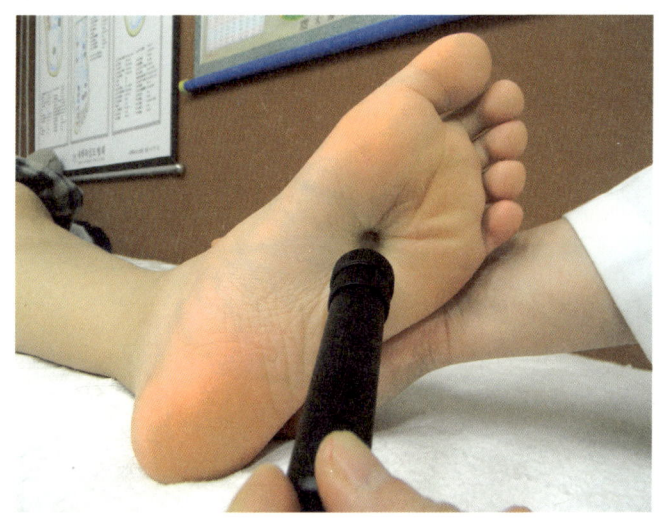

47 부신(副腎, Adrenal gland)

1) 생리작용

신장의 상단에 위치해 있는 삼각형의 중요한 내분비선으로서 그 크기는 길이 3~5cm, 두께 0.4~0.6cm, 무게는 6~7g 정도이다. 부신기능의 일부는 뇌하수체의 부신피질자극 호르몬조절을 받는데 이는 주로 속 상대에 영향을 준다.

뇌하수체로부터 신호를 받아 스테로이드와 성호르몬을 만들어 내고 염증억제작용을 한다.

2) 반사구 위치

- 신장 반사점와 동시에 잡힘

3) 반사구 수기요법

- 엄지손가락 배를 사용
- 6~8회

4) 레이저 조사관리

- 질병예방 : 30초~1분 조사
- 질병관리 : 1분~2분 조사

5) 적응증상
(1) 심장의 불규칙
(2) 졸도
(3) 어지러움
(4) 천식, 기침
(5) 신피질 부전증
(6) 각종염증
(7) 관절염
(8) 두드러기, 알레르기, 가려움

6) 특징
• 졸도 시 구급 반사점

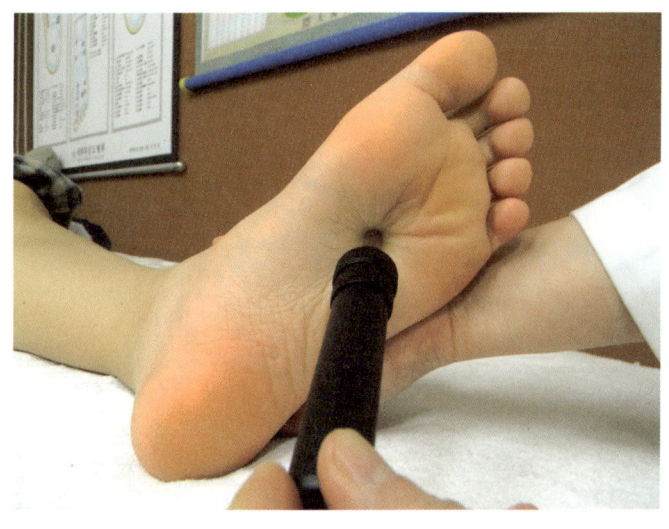

48 요관(尿管, Ureter)

1) 생리작용
신우에서 방광저에 이르는 길이 약 25cm의 관으로서 복부와 골반부로 구분된다.

- 복　부 : 신우에서 시작하여 대요근의 전면을 따라 복막의 후측을 정중선으로 향해 내려가 골반입구에 이르는 부분.
- 골반부 : 골반 입구에서 가벼운 협착부로 시작 골반의 후벽을 따라 방광저에 이어지는 부분

2) 반사구 위치
- 신장 1cm 아래 부분

3) 반사구 수기요법
- 왼손은 발을 잡고 검지손가락을 굽혀서 사용
- 엄지 손가락 배 사용
- 6~8회

4) 레이저 조사관리
- 질병예방 : 30초~1분 조사

- 질병관리 : 1분~2분 조사

5) 적응증상
(1) 요도결석
(2) 요도염증
(3) 요도선이 좁다
(4) 배뇨 곤란
(5) 비뇨기계통 감염
(6) 요실금

6) 특징
- 소변 못 보는 병이 가장 큰 병

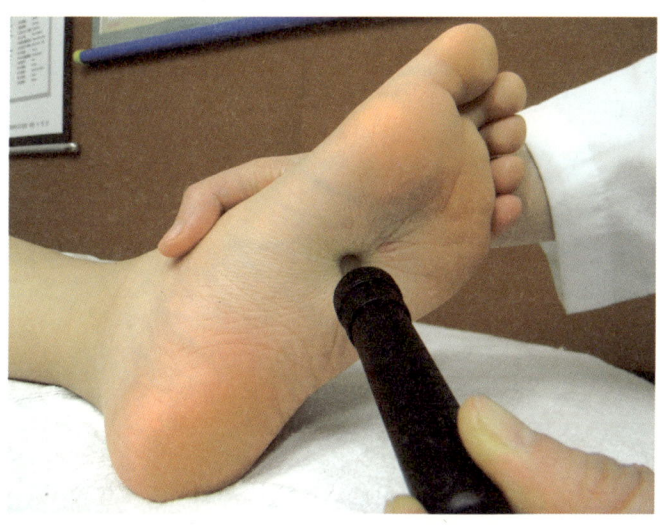

49 방광(膀胱, Bladder)

1) 생리작용
요관을 거쳐서 들어간 오줌을 저장하였다가 배설하는 쌈지 모양의 두꺼운 벽으로 된 근성 장기이다. 오줌 저장 최대용량은 50ml 약 700cc 정도로 여성은 남성의 5/6정도 저장한다.

- 남성 : 치골결합과 직장 사이
- 여성 : 치골결합과 자궁 사이에 위치

2) 반사구 위치
- 발 내측 복사뼈 아래 발바닥 안쪽

3) 반사구 수기요법
- 검지손가락을 굽혀서
- 엄지손가락 배를 사용
- 6~8회

4) 레이저 조사관리
- 질병예방 : 30초~1분 조사
- 질병관리 : 1분~2분 조사

5) 적응증상
(1) 수뇨관 및 방광결석
(2) 방광염증
(3) 비뇨기계통 질환
(4) 방광질환

6) 특징
• 방광결석 치료 특효 반사점

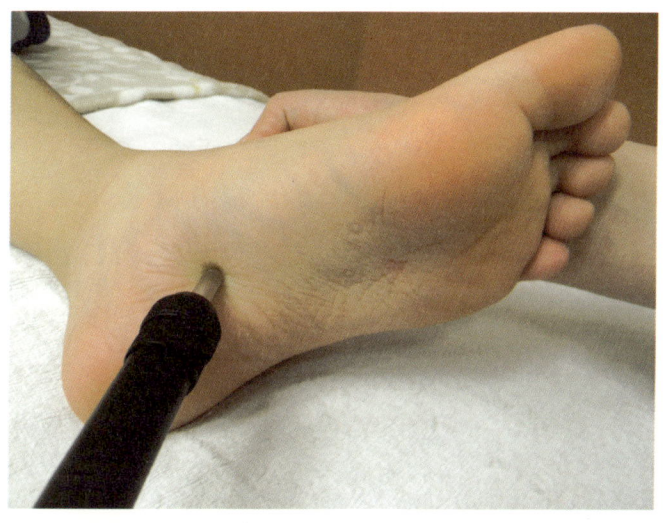

요도(尿道, Urethra)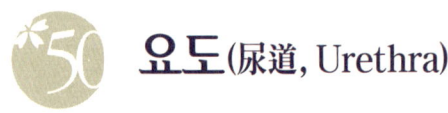

1) 생리작용
방광의 전하방에서 시작하여 오줌을 체외로 내보내는 통로로서 남녀에 따라 구조적인 차이가 있다.

(1) 남성 요도 : 길이 약 15cm~20cm로서 전립선부, 막성부 및 해면체부의 3부분으로 구분된다.
- 전립선부 : 방광 바로 밑에 있는 부위 · 전립선을 관통하는 길이 약 2.5cm의 부분이다.
- 막 성 부 : 요생식격막을 통하는 길이 약 1cm의 짧고 좁은 부분이며 요도구선이 접해있다.
- 해면체부 : 음경의 요도해면체 중앙을 통과하는 길이 약 16cm의 가장 긴 부분이며 확장성이 큰 부분으로 외요도구로 개구한다.

(2) 여성 요도 : 남성요도에 비해 훨씬 짧고 주행이 단순하며 길이 약 3~4cm 정도로서 방광의 내요 도구에서 시작하여 질의 전벽을 따라 전하방으로 내려가 음핵과 질구 사이에 있다.

2) 반사구 위치
- 내측 복사뼈 밑 방광 1㎝ 위 반사점

3) 반사구 수기요법
- 엄지손가락 배를 사용
- 6~8회

4) 레이저 조사관리
- 질병예방 : 30초~1분 조사
- 질병관리 : 1분~2분 조사

5) 적응증상
(1) 요도염증, 음도염증
(2) 여성냉증
(3) 부정출혈
(4) 소변을 조금씩 싼다

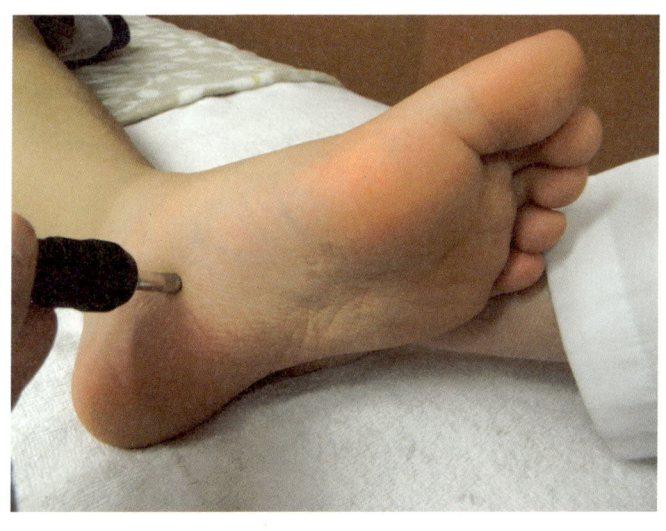

 # 상신임파선(上身 巴腺, Lymphatic vessels above the umbilicus)

1) 생리작용

임파는 모세혈관에서 새어 나온 영양액인 조직액의 대부분은 다시 모세혈관으로 들어가고 일부는 맹관으로 시작하는 임파모세관으로 들어가 임파가 된다. 임파는 임파관을 지나 정맥에 들어가게 되며 임파관 사이에는 임파절이 산재하고 있어 임파를 거르고 임파구를 생산하게 되므로 임파절을 거친 임파는 임파구를 함유하게 되며, 흉선 비장 골수는 면역체계를 관장한다.

2) 반사구 위치
- 발등 외측 복사뼈 밑 늑골 아래 반사점

3) 반사구 수기요법
- 엄지손가락 머리 사용
- 6~8회

4) 레이저 조사관리
- 질병예방 : 30초~1분 조사
- 질병관리 : 1분~2분 조사

5) 적응증상

(1) 상신임파계 각종 염증

(2) 임파선이 붓는 경우

(3) 혹이 생길 때

(4) 몸에 나는 부스럼

(5) 임파선 기능 증강

(6) 면역력 증강

6) 특징

- 임파 반사점과 임파계 반사점을 동시 치료
- 면역력증강에 도움을 준다.

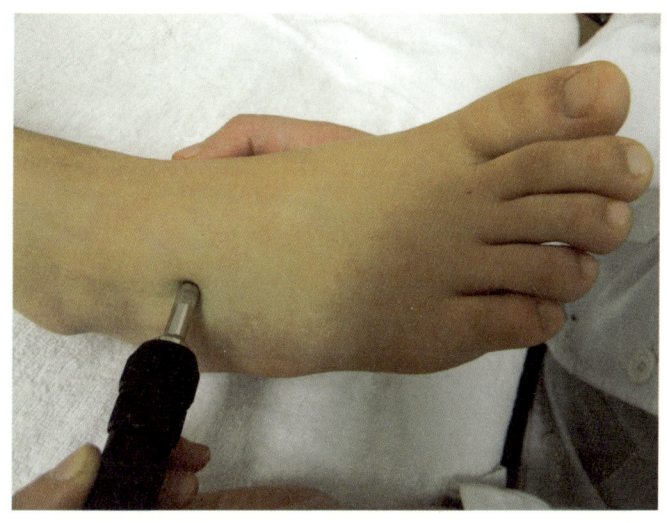

하신임파선 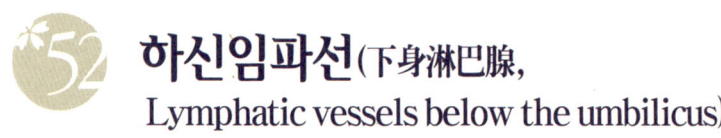(下身淋巴腺, Lymphatic vessels below the umbilicus)

1) 생리작용

임파계는 임파관과 임파절로 구성되며 임파관은 임파모세관으로서 조직 여러 곳에서 시작하여 정맥 계통에 개구하고 임파관내에는 임파가 흐르고 임파절에서는 임파에 들어 있는 이물질을 거르는 구실을 한다.

2) 반사구 위치
- 발등 내측 복고구 밑 오목한 반사점

3) 반사구 수기요법
- 엄지손가락 배 사용
- 6~8회

4) 레이저 조사관리
- 질병예방 : 30초~1분 조사
- 질병관리 : 1분~2분 조사

5) 적응증상

(1) 하신 임파계 각종 염증

(2) 임파선이 붓는 경우

(3) 자궁 혹

(4) 부스럼

(5) 항암능력

(6) 임파선 기능증진

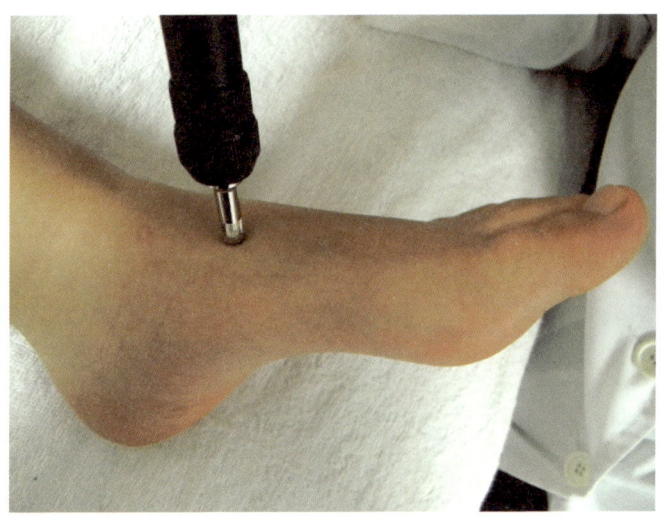

 # 경추(頸椎, Cervical vertebrae)

1) 생리작용

경추는 7개로 구성되어 있으며 추체는 작고 둥글며 횡돌기에 횡돌기공이 있어 다른 추골과 구별된다.

제1경추는 환추라 하며 추공의 앞쪽은 전궁, 뒤쪽을 후궁이라 한다. 위쪽은 상관절면이 있어 두개골 하부의 후두과와 관절하고 있다. 제2경추는 축추라고 하며 추체 위에 둥근 모양의 치돌기가 솟아 있어 환추와 관절하며 두개골의 회전운동을 가능케 하는 작용을 한다. 제7경추는 극돌기가 길어서 융추라 하며 목 뒷부분에서 쉽게 만져진다.

2) 반사구 위치
- 엄지발가락 뿌리 횡문 옆

3) 반사구 수기요법
- 엄지손가락 머리 사용
- 6~8회

4) 레이저 조사관리
- 질병예방 : 30초~1분 조사

- 질병관리 : 1분~2분 조사

5) 적응증상
(1) 목이 저리고 아플 때
(2) 목이 굳다
(3) 각종 경추질병
(4) 경추골격 이상으로 손이 저리고 아플 때

6) 특징
- 손이 저리고 아플 때 즉효 반사점
- 목에 이상이 있을 때 즉효 반사점

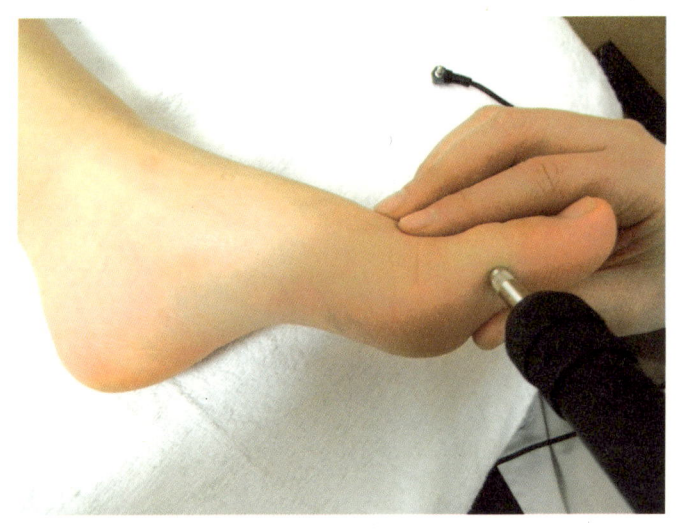

 흉추(胸椎, Thoracic vertebrae)

1) 생리작용
흉추는 12개이며 2곳에서 늑골과 관절 하는데, 추체의 외측에 늑골두와 관절 하는 늑골와가 있고 횡돌기의 전면에 늑골결절과 관절 하는 횡돌늑골와가있다.

- 경추 : 7개 · 흉추 : 12개 · 요추 : 5개

2) 반사구 위치
- 엄지발가락 밑 측면 반사점

3) 반사구 수기요법
- 엄지손가락 머리 사용
- 6~8회

4) 레이저 조사관리
- 질병예방 : 30초~1분 조사
- 질병관리 : 1분~2분 조사

5) 적응증상

(1) 어깨가 저리고 아픔

(2) 등골과 어깨통증

(3) 가슴뼈 통증

(4) 옆구리 통증

(5) 허리통증

(6) 추골이 돌출된 것

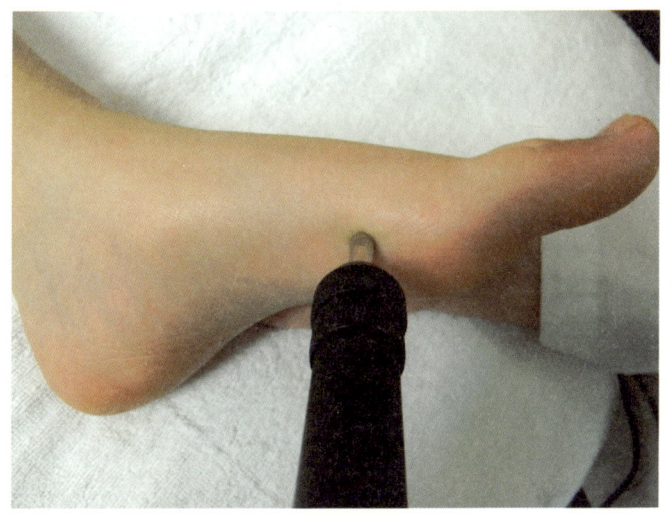

 # 요추(腰椎, Lumbar vertebrae)

1) 생리작용

5개의 요추는 체중을 지탱하여야 하기 때문에 추골 중에서 가장 크고, 횡돌기공과 늑골와가 없으며 극돌기는 짧고 크고 수평으로 위치한다. 또 경추와 흉추에서는 볼 수 없는 유두돌기와 부돌기가 횡돌기 사이에 있다.

단단한 포장 역할을 하는 척추 뼈와 포장 안의 흐물한 조직은 디스크다. 힘줄과 인대는 전체 척추를 주관하고 뇌의 기저부부터 척추아래까지 척수를 가득 채우고 있다. 일반적으로 척추통증은 허리 주위의 근육에서 발생되는 경우가 많다.

2) 반사구 위치
- 흉추 반사점 아래 중심 뼈 밑 오목한 반사점

3) 반사구 수기요법
- 엄지손가락 배를 사용
- 검지손가락을 굽혀서 사용
- 6~8회

4) 레이저 조사관리
- 질병예방 : 30초~1분 조사
- 질병관리 : 1분~2분 조사

5) 적응증상
(1) 허리통증
(2) 허리주위 근육신경 경직
(3) 요추 돌출
(4) 요추 질환
(5) 척추디스크

6) 특징
- 허리통증 시 즉효 반사점

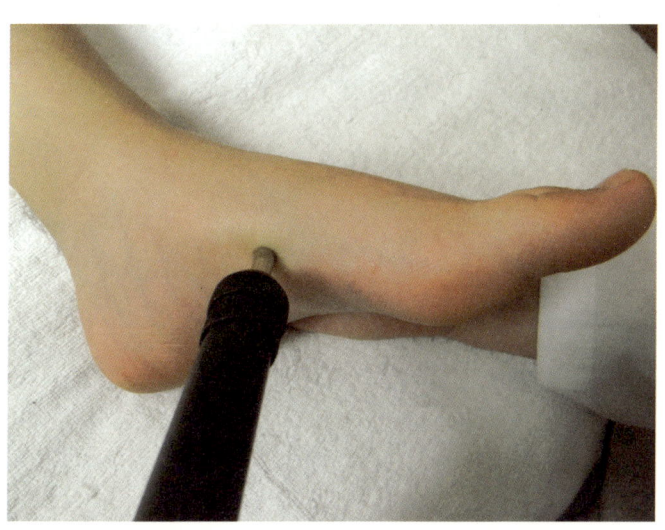

미골(尾骨, Coccyx)

1) 생리작용
미골은 3~6개의 미추가 융합하여 한 개의 미골을 형성한다. 그러나 제1미추만이 추골의 일반적인 모습을 하고 있는데 천골 하단과 관절하고 있으며, 나머지는 거의 추골의 모습을 찾아볼 수가 없다.

2) 반사구 위치
- 요추 반사점 옆 오목한 반사점

3) 반사구 수기요법
- 엄지손가락 배를 사용
- 검지손가락을 굽혀서 사용
- 6~8회

4) 레이저 조사관리
- 질병예방 : 30초~1분 조사
- 질병관리 : 1분~2분 조사

5) 적응증상

(1) 앉으면 뼈가 찌르듯이 아픔

(2) 미골 손상

(3) 골다공증

(4) 골반 통증

(5) 좌골신경통

6) 특징
- 좌골신경통 치료 반사점

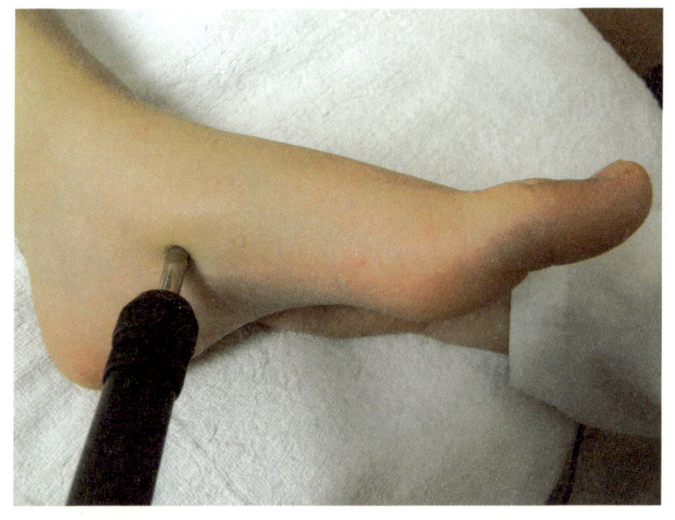

고관절(股關節, Hip joint)

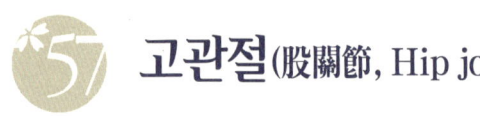

1) 생리작용
관골구와 대퇴골두간에 형성되는 구관절과 비슷한 전형적인 구상관절로 구관절인 견관절보다 관절와가 깊어 견관절 다음으로 운동폭이 넓다. 관골구의 주위는 섬유성 연골인 관절순이 관절와를 더욱 깊게 만들어 관절두를 보강하며 특히 관절두에 부착하고 있는 대퇴골두인대는 관골구절흔 사이를 연결하고 있는데 이것은 관절두를 고정할 뿐 아니라 혈관을 도입하는 역할을 하고 있다.

2) 반사구 위치
- 내측 엄지발가락 복사마디 밑 반사점

3) 반사구 수기요법
- 발등에서 복사뼈 밑으로 하복부 반사점까지 내측과 외측이 동일함
- 엄지손가락 배를 사용
- 6~8회

4) 레이저 조사관리
- 질병예방 : 30초~1분 조사
- 질병관리 : 1분~2분 조사

5) 적응증상
 (1) 미골 통증
 (2) 허리통증
 (3) 좌골신경통
 (4) 허리와 등의 통증
 (5) 골반 통증

6) 특징
 • 허리와 등의 통증에 특효 반사점

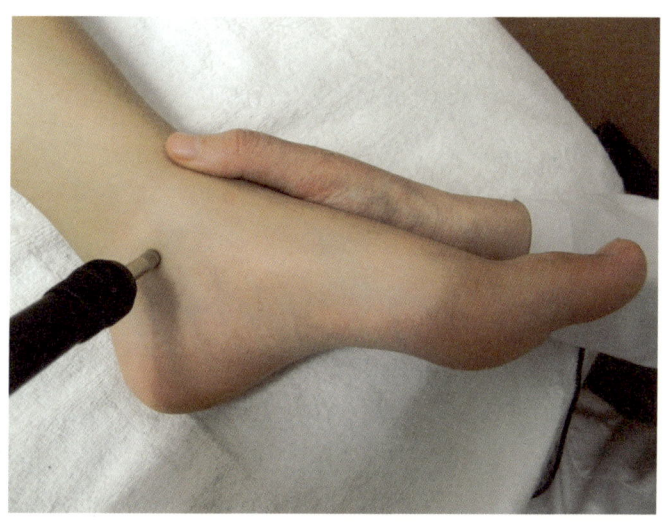

 외측천골(外側薦骨, Lat · sacral crest)

1) 생리작용
천골(천추)은 신생아는 5개로 되어 있으나 성장하면서 하나의 천골로 융합되는 3각형의 뼈로서 골반의 후벽을 이루고 있다. 천골 위쪽의 넓은 곳을 천골저라 하고, 아래쪽 뾰족한 곳을 천골첨, 천골저의 앞부분을 갑각이라 하여 골반계측에 중요한 지표가 된다.

2) 반사구 위치
- 외측 고관절 옆 반사점

3) 반사구 수기요법
- 엄지손가락 배를 사용
- 검지손가락을 굽혀서 사용
- 6~8회

4) 레이저 조사관리
- 질병예방 : 30초~1분 조사
- 질병관리 : 1분~2분 조사

5) 적응증상
(1) 좌골신경통
(2) 허리통증
(3) 골반통증
(4) 고관절통증
(5) 미골 손상 후유증

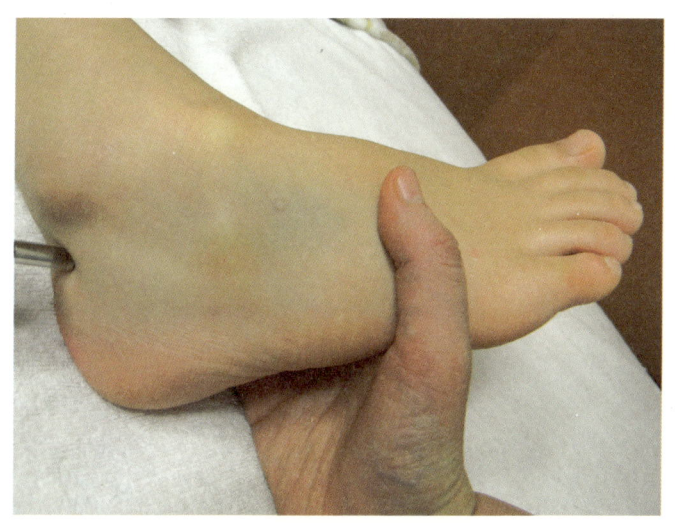

 # 내측천골(內側薦骨, Med·sacral crest)

1) 생리작용
천골(천추)은 신생아는 5개로 되어 있으나 성장하면서 하나의 천골로 융합되는 3각형의 뼈로서 골반의 후벽을 이루고 있다. 천골 위쪽의 넓은 곳을 천골저라 하고, 아래쪽 뾰족한 곳을 천골첨, 천골저의 앞부분을 갑각이라 하여 골반계측에 중요한 지표가 된다.

2) 반사구 위치
- 내측 고관절 옆 반사점

3) 반사구 수기요법
- 검지를 굽혀서 당김
- 엄지손가락 배 사용
- 6~8회

4) 레이저 조사관리
- 질병예방 : 30초~1분 조사
- 질병관리 : 1분~2분 조사

5) 적응증상
(1) 좌골신경통
(2) 허리통증
(3) 골반통증
(4) 고관절통증
(5) 미골 손상 후유증

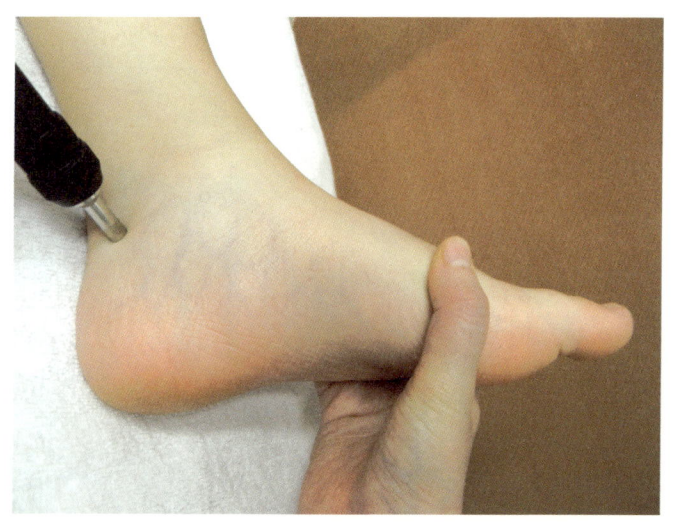

 # 좌골신경(坐骨神經, Sciatic nerve)

1) 생리작용

좌골신경은 발과 하퇴 대부분의 피부 그리고 대퇴부 후반의 근육들, 하퇴나 발의 모든 근육들 및 하지의 관절들에도 분포한다. 좌골신경은 대퇴 후측 중앙부를 거의 수직으로 하행하여 슬와의 바로 위에 총비골신경과 경골신경으로 분리된다. 경골신경은 좌골신경에서 분지한 총비골신경 보다 크며 하퇴의 후경골근 사이를 후경골 동맥과 같이 주행하며 경골의 후방에서 내측 족저 신경과 우측 족저 신경이 되어 발바닥에 분포한다.

2) 반사구 위치
- 복막 반사점 1㎝ 위 반사점

3) 반사구 수기요법
- 엄지손가락 배를 사용
- 6~8회

4) 레이저 조사관리
- 질병예방 : 30초~1분 조사
- 질병관리 : 1분~2분 조사

5) 적응증상
 (1) 좌골신경통
 (2) 좌골신경 염증
 (3) 무릎통증
 (4) 허리통증

6) 특징
• 내측 중앙 당뇨검사 밑 관리 반사점
• 당뇨 환자는 심한 통증을 느낌

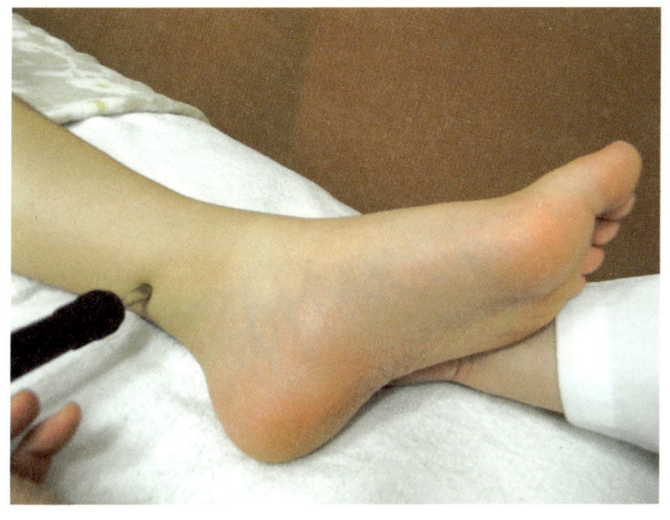

제 4 장

족심도 반사구 반사점 질병관리

 **소화기 계통 질병**

1) 식욕부진
   신장, 요관, 방광, 위장, 간장, 심장, 비장 반사점

2) 음식물 중독
   신장, 요관, 방광, 부신, 위장, 간장, 비장 반사점

3) 신경성 소화기계통의 질환
   위장, 소장, 비장, 복강신경 총 반사점

4) 소화불량
   위, 췌장, 십이지장, 소장, 상행결장, 하행결장, 직장 반사점

5) 영양실조
   신장, 심장, 비장, 간장, 위장, 십이지장, 소장, 상행결장, 직장 반사점

6) 치통
   상악, 삼차신경 반사점

7) 잇몸염증
상악, 삼차신경, 심장, 비장 반사점

8) 이가 아리고 아픔
상악, 대뇌, 소뇌, 삼차신경, 내이신경 반사점

9) 미각장애
대뇌, 상악, 심장, 비장, 위장, 십이지장, 소장 반사점

10) 잇몸에서 고름이 나올 때
상악, 삼차신경, 심장, 비장 반사점

11) 구취(입에서 나는 냄새)
신장, 간장, 폐, 기관지, 상악 반사점

12) 식도 질병
식도, 흉, 위장, 소장 반사점

13) 위.십이지장 병증
 위장, 십이지장, 복강신경 총 반사점

14) 소화불량
 위장, 십이지장, 위통, 위궤양 소장, 복강신경 총 반사점

15) 위경련
 위장, 십이지장, 소장, 복강신경 총 반사점

16) 위산과다
 위장, 십이지장, 소장, 복강신경 총 반사점

17) 신물이 날 때
 위장, 맹장, 상행결장, 복강신경 총 반사점

18) 타액, 가슴에서 나오는 입냄새
 위장, 십이지장, 횡격막, 흉, 흉선, 상악, 식도 반사점

19) 구토, 광란, 설사
 위장, 십이지장, 소장, 맹장, 상행결장, 복강신경 총, 상.하신 임파선 반사점

20) 상복부 위장 팽만
 위장, 십이지장, 소장, 복강신경 총, 횡격막 반사점

21) 하복부 직장 팽만
위장, 소장, 맹장, 하행결장, 직장, 복막, 복강신경, 하신 임파선 총 반사점

22) 만성위염
위장, 십이지장, 소장, 대뇌, 심장, 비장 반사점

23) 담결석
신장, 심장, 비장, 간장, 반사점

24) 십이지장 궤양
위장, 십이지장, 소장, 심장, 비장, 복강신경 총, 상.하신 임파선 반사점

25) 간장 기능저하
간장, 심장, 비장, 신장 반사점

26) 간염.황달
간장, 신장, 심장, 비장, 상신 임파선

27) 간 경화증
심장, 비장, 간장, 신장, 상신임파선 반사점

28) 췌장 염

위장, 십이지장, 소장, 췌장, 신장, 심장, 비장, 복강신경 총, 반사점

29) 당뇨병

신장, 요관, 방광, 위, 췌장, 십이지장, 소장, 심장, 비장, 간장, 신장, 대장, 반사점

30) 소장 질병

위장, 십이지장, 소장, 상행결장, 하행결장, 직장, 복강신경 총, 반사점

31) 장 점막 염증

위장, 췌장, 십이지장, 소장, 상행결장, 횡행결장, 하행결장, 직장, 심장, 비장, 반사점

32) 대장질병

상행결장, 횡행결장, 하행결장, 직장, 복강신경 총 반사점

33) 대장염

심장, 비장, 상행결장, 횡행결장, 하행결장, 직장, 하신 임파선 반사점

34) 복부 팽만
   신장, 요관, 방광, 복막, 맹장 반사점

35) 신경성 복통
   십이지장, 소장, 복강신경 총 반사점

36) 설사
   위장, 십이지장, 소장, 상행결장 하행결장, 직장, 복강신경 총, 반사점

37) 직장염증
   심장, 비장, 상행결장 하행결장 S상 결장, 직장, 하신 임파선 반사점

38) 변비
   위장, 십이지장 소장, 상행결장, 횡행결장, 하행결장, 직장, 항문 반사점

39) 항문 파열
   직장, 항문 반사점

40) 탈항
   직장, 항문 반사점

41) 치질
    직장, 항문, 하신 임파선 반사점

42) 가슴앓이
    심장, 비장, 흉, 흉선, 폐, 횡격막, 상신임파선 반사점

43) 횡격막 저하
    심장, 비장, 늑골, 횡격막, 흉, 흉선, 반사점

❷ 호흡기 계통 질병

1) 호흡기 감염
  폐, 기관지, 신장, 심장, 비장 반사점

2) 감기
  폐, 기관지, 심장, 비장, 편도선, 코, 부 갑상선, 상·하신 임파선 반사점

3) 유행성 감기
  편도선, 목, 심장, 비장, 간장, 신장, 코, 흉, 흉선, 상신 임파선 반사점

4) 재채기
  코, 폐, 기관지, 횡격막, 상신임 파선 반사점

5) 기관지염
  신장, 심장, 비장, 간장, 폐, 기관지, 코, 식도, 반사점

6) 일반 폐질환
  폐, 기관지, 신장, 심장, 간 반사점

7) **천식**
   갑상선, 부갑상선, 심장, 비장, 폐, 기관지, 코, 상신 임파선 반사점

8) **폐렴**
   폐, 기관지, 횡격막, 간, 심장, 비장 반사점

9) **폐결핵**
   폐, 기관지, 신장, 간장, 심장, 비장, 횡격막, 반사점

3 심장과 혈관 질병

1) 일반 심장병
   뇌하수체, 신장, 심장, 비장, 간, 폐 반사점

2) 협심증
   신장, 간장, 심장, 비장, 흉, 흉선 반사점

3) 정맥경화
   신장, 간장, 심장, 비장, 폐, 흉, 흉선, 부 갑상선, 상.하신 임파선 반사점

4) 동맥경화
   신장, 간장, 심장, 비장, 흉, 흉선, 횡격막, 부 갑상선, 부신경, 상.하 임파선 반사점

5) 혈관협착
   신장, 간, 심장, 비장, 폐, 기관지, 횡격막, 부 갑상선, 부신경, 상 · 하신 임파선 반사점

6) 알레르기
　　신장, 심장, 비장, 간, 횡격막, 코, 편도선, 상신 임파선 반사점

7) 고혈압
　　심장, 비장, 간장, 신장, 폐, 기관지, 흉, 흉선, 횡격막, 상·하신 임파선 반사점

8) 저혈압
　　심장, 비장, 간장, 신장, 폐, 기관지, 흉, 흉선, 횡격막, 상·하신 임파선 반사점

9) 빈혈
　　신장, 심장, 비장, 간장, 폐, 기관자, 횡격막, 상신 임파선, 반사점

 ## 비뇨기계통 질병

1) 신장질병
  신장, 요관, 방광, 요도, 생식기, 자궁, 직장, 상신 임파선, 반사점

2) 신결석
  신장, 요관, 방광, 요도, 상·하신 임파선 반사점

3) 요도기능저하
  신장, 요관, 방광, 요도, 전립선, 하신 임파선 반사점

4) 요관 염증
  신장, 요관, 방광, 요도, 심장, 비장, 상.하신 임파선 반사점

5) 방광염
  신장, 요관, 방광, 요도, 전립선, 심장, 비장, 복막, 상.하신 임파선 반사점

6) 배뇨곤란
  신장, 요관, 방광, 요도, 전립선, 반사점

7) 요실금
신장, 요관, 방광, 요도, 전립선, 자궁, 생식기, 복막, 반사점

8) 야뇨증
신장, 요관, 방광, 요도, 전립선. 자궁, 생식기, 반사점

면역계통 및 내분비계통 질병

1) 갑상선예방
    신장, 요관, 방광, 요도, 뇌하수체, 갑상선, 부 갑상선, 심장, 비장, 간장, 신장, 폐, 기관지 반사점

2) 갑상선 기능저하
    신장, 심장, 비장, 간장, 뇌하수체, 갑상선, 부 갑상선, 상신 임파선, 반사점

3) 갑상선 호르몬 비만증
    신장, 요관, 방광, 갑상선, 갑상선, 부 갑상선, 뇌하수체, 생식기, 자궁, 상,하신 임파선 반사점

4) 몸이 여윌 때
    뇌하수체, 갑상선, 부 갑상선, 신장, 간장, 폐, 기관지, 심장, 비장, 소장, 상.하신 임파선 반사점

5) 부 갑상선 질병
    부 갑상선, 갑상선, 뇌하수체 반사점

6) 비만증
　신장, 요관, 방광, 요도, 심장, 비장 간장, 뇌하수체, 갑상선, 부 갑상선 반사점

7) 아동 발육 불량
　뇌하수체, 대뇌, 소뇌, 갑상선, 부 갑상선, 신장, 심장, 흉, 흉선, 폐, 간, 상.하신 임파선 반사점

8) 비장 질병
　심장, 비장, 간장, 신장, 상신임파선 반사점

9) 부신 질병
　신장, 심장, 비장, 간장, 뇌하수체 반사점

10) 흉선 질병
　심장, 비장, 흉, 흉선, 간장, 폐, 기관지, 횡격막, 반사점

11) 갱년기 장애
　대뇌, 소뇌, 뇌하수체, 생식기, 자궁, 갑상선, 심장, 신장, 간장, 흉, 흉선, 반사점

생식기계통 질병

1) 전립선 질병
   신장, 요관, 방광, 요도, 전립선, 생식기, 하신 임파선 반사점

2) 여성 냉증
   신장, 요관, 방광, 뇌하수체, 갑상선, 심장, 비장, 생식기, 자궁, 복막, 복강구, 반사점

3) 고환 질병
   뇌하수체, 방광, 요도, 생식기, 전립선, 하신 임파선 반사점

4) 고환충혈
   신장, 요관, 방광, 생식기, 전립선, 하신 임파선 반사점

5) 월경불순
   뇌하수체, 갑상선, 생식기, 자궁, 복막, 복강 구, 반사점

6) 자궁종양
   신장, 요관, 방광, 자궁, 생식기, 복막, 복강 구, 비장, 하신 임파선 반사점

7) 자궁출혈

　신장, 요관, 방광, 자궁, 생식기, 복막, 복강 구, 비장, 하신 임파선 반사점

8) 자궁하수

　자궁, 생식기, 복막, 복강 구, 하신 임파선, 반사점

9) 자궁승위

　자궁, 생식기, 복막 복강 구, 하신 임파선, 반사점

10) 난소염,

　자궁, 생식기, 복막, 복강 구, 비장, 하신 임파선, 반사점

11) 불감증

　뇌하수체, 생식기계, 복막, 복강 구, 자궁, 하신 임파선, 반사점

12) 여성 질 분비장애

　뇌하수체, 갑상선, 자궁, 생식기, 복막, 복강 구 반사점

13) 불임증

　뇌하수체, 신장, 자궁, 생식기, 복막, 복강 구, 갑상선, 하신 임파선 반사점

14) 유방 질병
　　신장, 간장, 심장, 비장, 흉, 흉선, 횡격막, 상신임파선 반사점

15) 남성 성기능저하
　　뇌하수체, 전립선, 생식기, 방광, 신장, 심장, 간장, 반사점

신경계통 질병

1) 신경불안증
대뇌, 소뇌, 삼차신경, 전두골, 심장, 비장, 신장, 간장, 반사점

2) 신경쇠약
대뇌, 소뇌, 위장, 심장, 비장, 흉선, 내이신경, 소장, 십이지장 반사점

3) 불면증
뇌하수체, 대뇌, 소뇌, 삼차신경, 내이신경, 위장, 십이지장, 복강신경 총, 심장, 반사점

4) 치매, 정신병
뇌하수체, 대뇌, 소뇌, 삼차신경, 심장, 비장, 흉선, 신장, 간장, 폐, 반사점

5) 어지러움
뇌하수체, 대뇌, 소뇌, 목, 뒷목, 내이신경, 부 갑상선 반사점

6) 두통

대뇌, 소뇌, 전두골, 목, 뒷목, 경추 반사점

7) 편두

대뇌, 소뇌, 목, 뒷목, 경추 반사점

8) 안면신경마비

대뇌, 소뇌, 삼차신경, 전두골, 부 갑상선 반사점

9) 중풍

뇌하수체, 대뇌, 소뇌, 삼차신경, 전두골, 목, 뒷목, 경추, 견 관절, 주관절, 고관절, 상악.부 갑상선, 부신경, 심장, 비장, 신장, 간장, 폐, 상,하신 임파선, 반사점

10) 전신마비증상

대뇌, 소뇌, 삼차신경, 전두골, 목, 뒷목, 갑상선, 경추, 견 관절, 주관절, 고관절, 부 갑상선, 부신경, 심장, 비장, 신장, 간장, 흉, 흉선, 소화기계통, 상 하신 임파선, 반사점

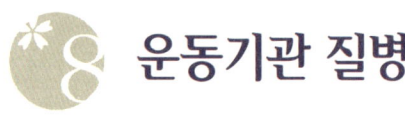# 운동기관 질병

1) 관절염
    신장, 심장, 비장, 간장, 폐, 부 갑상선, 부신경, 상.하신 임파선, 반사점

2) 통풍성 관절염
    신장, 심장, 비장, 간장, 폐, 흉선, 부 갑상선, 부신경, 상.하신 임파선, 반사점

3) 목 주위 통증
    목, 뒷목, 경추, 흉 추, 견 관절, 주관절, 부 갑상선, 부신경, 반사점

4) 목 디스크
    대뇌, 소뇌, 경추, 흉 추, 목, 뒷목, 견 관절, 견갑골, 부 갑상선, 부신경, 반사점

5) 허리 통증
    신장, 요관, 방광, 경추, 흉 추, 요추, 고관절 반사점

6) 추간 사이 돌출

　신장, 요관, 방광, 경추, 흉 추, 요추, 미골, 고관절, 반사점

7) 요통

　신장, 요관, 방광, 경추, 흉 추, 요추, 고관절, 내.외측천골, 반사점

8) 좌골신경통

　신장, 요관, 방광, 경추, 슬관절, 고관절, 좌골신경, 부 갑상선, 상.하신 임파선 반사점

9) 미골통증

　흉 추, 요추, 미골, 고관절, 내.외측천골 반사점

10) 어깨관절염

　목, 뒷목, 경추, 견 관절, 견갑골, 반사점

11) 팔굽 관절 인대손상
　　목, 뒷목, 경추, 견 관절, 견갑골 주관절, 부 갑상선, 부신경, 반사점

12) 팔목관절 염증
　　목, 뒷목, 견 관절, 견갑골, 주관절, 부 갑상선, 부신경 반사점

13) 손가락관절 염증
　　목, 경추, 견 관절, 주관절, 부 갑상선, 부신경, 반사점

14) 손에 힘이 없을 때
　　목, 경추, 부 갑상선, 부신경 반사점

15) 고관절통
　　요추, 미골, 고관절, 내,외측천골 반사점

16) 무릎관절 염증
　　슬관절, 슬 주위신경, 부 갑상선, 부신경 반사점

17) 팔꿈치 관절 염증
　　목, 경추, 견 관절, 주관절, 견갑골, 부 갑상선, 부신경, 반사점

18) 다리, 발이 부을 때
　　신장, 심장, 비장, 간장, 고관절, 상.하신 임파선, 반사점

19) 팔, 다리 힘이 없을 때
    목, 뒷목, 경추, 흉 추, 부 갑상선, 부신경, 반사점

20) 과로로 인한 몸살
    갑상선, 부 갑상선, 신장, 심장, 비장, 간장 ,폐, 내이신경, 반사점

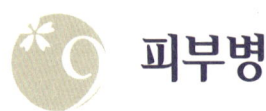 **피부병**

1) 일반 피부병
 부 갑상선, 심장, 비장, 위장, 십이지장, 소장, 상.하신 임파선, 반사점

2) 습진
 신장, 요관, 방광, 심장, 비장, 위장, 십이지장, 소장, 갑상선, 부 갑상선, 상.하신 임파선 반사점

3) 대상포진
 심장, 비장, 횡격막, 늑골, 흉, 흉선, 반사점

4) 여드름
 자궁, 생식기, 복강 구, 복막, 심장, 비장 반사점

5) 요관 염증
 신장, 요관, 방광, 심장, 비장, 생식기, 전립선 반사점

10 안과 질병

1) 일반 안과 질병
눈, 삼차신경, 전두골, 대뇌, 간장, 흉선, 상신임파선 반사점

2) 망막염
신장, 심장, 비장, 눈, 귀, 내이신경, 흉선, 상신임파선 반사점

3) 녹내장
신장, 심장, 비장, 간장, 눈, 대뇌, 소뇌, 삼차신경, 전두골, 상.하신 임파선 반사점

4) 백내장
신장, 심장, 비장, 대뇌, 소뇌, 눈, 삼차신경, 전두골, 반사점

5) 당뇨망막증상
신장, 심장, 비장, 간장, 눈, 대뇌, 소뇌, 삼차신경, 전두골, 위장, 췌장 소장, 상행결장, 반사점

6) 간 질환으로 인한 눈병
    눈, 간장, 대뇌, 소뇌, 삼차신경, 전두골, 심상, 비장, 신장, 간장, 반사점

7) 눈 충혈
    심장, 비장, 신장, 간장, 삼차신경, 전두골, 눈, 반사점

 귀, 코, 인후 질병

1) 일반 귀 질환
   귀, 내이신경, 대뇌, 소뇌, 삼차신경, 반사점

2) 귀 울림
   신장, 심장, 비장, 간장, 귀, 내이신경, 대뇌, 소뇌, 삼차신경, 전두골, 반사점

3) 청각신경장애
   귀, 내이신경, 삼차신경, 전두골, 반사점

4) 멀미
   내이신경, 횡격막, 반사점

5) 일반 코 질병
   코, 삼차신경, 전두골 반사점

6) 코피출혈
   코, 삼차신경, 반사점

7) 목구멍 통증
    식도, 편도선, 흉선, 폐, 기관지, 상신임파선, 반사점

8) 편도선 염
    편도선, 식도, 폐, 기관지, 갑상선, 반사점

9) 애성(목 쉰 소리)
    목, 뒷목, 경추, 식도, 편도선, 기관지 반사점

10) 코를 골 때
    코, 전두골, 상악, 삼차신경, 반사점

12 급구

1) 허탈

　신장, 심장, 비장, 간장, 폐, 내이신경, 반사점

2) 졸도 (졸도 시 응급처치 반사점)

　신장,(좌,우신 동시에 시술) 심장, 폐,(좌,우,폐 동시에 시술), 내이신경 반사점

＊갑자기 사람이 쓰러졌을 때 순서대로 실시하면 반드시 정신이 회복됩니다.

 종양·암 예방
(각종 암은 정기검사 전에 예방합시다)

초기단계에서는 암은 거의 증상이 없고 진행됨에 따라 여러 가지 증상이 보이기 시작하지만 초기단계에서 암이라고 판정을 할 수 있는 몸의 변화와 암의 초기증상은 흔하지 않으며 암의 종류는 신체의 어느 부위에서도 발생할 수 있다.

암은 정기검사를 받아 조기에 암을 발견하기 전에 예방하는 것이 건강한 삶을 위해 절대로 필요한 조치이다. 병원검사에서 암의 진단을 받으면 절망적이다. 우리가 암에 대한 지식이 없기 때문일 것이다. 암에 대한 공포는 텔레비전 친인척 드라마 유명인사와 의사의 강의를 통하여 간접적인 지식으로 알고 있으며 언제쯤인가 갑자기 나에게도 이러한 불행이 올 수가 있다는 생각은 잊어버리고 생활하는 현실이다.

암의 발생원인과 증상은 다양하기 때문에 평소 생활습관과 식음에 유의하여야 하며 신체의 변화에 관심을 가지고 건강관리를 하여야 한다.

암세포는 근본적으로 정상적인 세포이며 세포 안의 일부가 나쁜 것으로 변화되면서 신체생리에 맞지 않게 암세포로 변하게 된다. 신체의 면역력이 떨어지면 인체의 조직기능이 저하되면서 염증이 발생되고 염증은 궤양으로 변하며 공포의 암세포로 변하기 전에 저하되고 손상된 조직을 족심도 검사 방법으로 기능이 저하되어 암의 발생소지가 있는 부위를 정확하게 찾아 관리를 하여 암을 예방할 수 있는 신비로운 족심도 건강법이다. 5회~7회를 레이저 조사로 예방 관리 하면 확실히 암의 공포에서 벗어나 건강한 생활을 영위할 수 있다.

1) 갑상선 암 예방
갑상선, 부 갑상선, 편도선, 심장, 비장, 흉, 흉선, 횡격막, 임파선, 상.하신 반사점

2) 식도암 예방
목, 뒷목, 심장, 비장, 갑상선, 부 갑상선, 편도선, 흉, 흉선, 반사점

3) 폐암 예방
폐, 기관지, 신장, 심장, 비장, 간장, 흉, 흉선, 갑상선, 늑골, 횡격막 상신임파선, 반사점

4) 유방암 예방

　심장, 비장, 신장, 간장, 흉, 흉선, 횡격막, 상신임파선, 반사점

5) 간암 예방

　신장, 간장, 심장, 비장, 흉, 흉선, , 부 갑상선, 횡격막, 상신임파선, 반사점

6) 위암 예방

　신장, 심장, 비장, 간장, 위장, 췌장, 십이지장, 소장, 상행결장, 횡행결장, 하행결장, 직장, 상하신임파선, 반사점

7) 직장암 예방

　심장, 비장, 신장, 간장, 위장, 십이지장, 소장, 상행결장, 하행결장, 직장, 항문, 반사점

8) 전립선 암 예방

　심장, 비장, 신장, 간장, 방광, 요도, 전립선, 생식기, 복막, 복강구, 하신 임파선 반사점

9) 췌장암 예방

　심장, 비장, 신장 ,간장, 뇌하수체, 흉선, 횡격막, 복강신경 총, 상,하신 임파선 반사점

10) 자궁경 암 예방

   심장, 비장, 신장, 자궁, 생식기, 복막, 복강구, 직장, 고관절, 하신 임파선,

11) 방광 암 예방

   심장, 비장, 신장, 요관, 요도, 방광, 자궁, 전립선, 복막, 상행결장, 직장, 항문, 하신 임파선, 반사점

 족심도 건강법 통증관리

족심도 건강관리는 급 만성통증을 관리하여 통증을 치유할 수가 있다. 통증은 발생부위와 증상에 따라 다르며 통증의 고통은 참기가 어렵다.

통증은 두 갈래로 나눌 수가 있다. 첫째는 뼈로 인한 통증이고 둘째는 근육신경에 의한 통증이다. 뼈, 관절, 근육은 기능은 완전히 다르지만 상호 협조하고 있다. 대체로 통증의 원인은 근육과 신경조직의 경직으로 발생된다. 인체에는 약650개의 근육이 똑같은 방식으로 움직이고 인대가 있어서 수축과 이완하는 조직으로 되어있다.

통증의 발생원인에 따라 발생부위도 다양하기 때문에 통증을 관리할 때는 정확한 발생 원인을 검사 하여야 근본적으로 통증관리를 할 수가 있다.

족심도 건강법으로 통증원인을 검사하는 방법은 수기법 검사방법과 파동검사 방법이 있으며 수기검사방법보다 파동검사 방법으로 검사하면 정확한 원인을 찾을 수가 있다.

파동검사 방법은 기계로 하는 검사방법이 아니고 L로드 (수맥 탐사 봉)을 사용하여 검사하는 방법을 파동검사 방법이라고 한다.

인체의 장부와 근육 신경조직은 일정한 기능과 기관을 가지고 있으며 이들 기관은 체내에서 일정한 위치를 차지하고 일정한 형태를 갖추고 있으며 이 기관계통은 피부계통,골격계통, 근육계통,신경계통, 소화기계통, 호흡기계통, 소화기계통 ,순환기계통, 비뇨기계통, 생식기계통, 감각기계통, 림프계통 등으로 이루어져 있으며 각각 고유의 파동이 발생되기 때문에 기능이 정상 때와 저하 또는 상승일 때 나타나는 파동의 반응에 따라 질병의 발생과 깊이도 정확하게 감지할 수가 있으며 질병을 관리 치유할 수가 있다.

　L-lode 파동검사는 누구나 할 수 있는 검사가 아니고 특별한 방법을 익히고 수련을 했을 때 검사할 수가 있으며 완전히 수련되지 않고는 검사를 해서도 안되며 정학한 검사를 하지 안으면 오진이 되기 때문에 절대로 흉내를 내어서도 안 된다고 생각한다.

　통증관리를 실시할 때 수기요법 관리와 레이저요법 관리가 있다. 수기요법 관리는 피시술자가 통증 리를 받을때 질병과 연결되는 반사점를 손가락 또는 봉으로 시술하면 발의 반사점에서 느끼는 통증을 참기가 고통스러운 것이 단점이고, 레이저조사(照射)관리는 피시술자가 어떠한 반응도 느끼지 못하며 관리효과는 수기요법보다 월등한 것이 장점이다.

　사람의 몸에 발생되는 대표적인 통증은 두통, 치통, 목, 어깨, 팔굽, 허리, 복통, 무릎, 좌골신경통이고 통증은 사람의 몸 어느 곳이나 다양하게 발생되는 질환이며 발생원인과 통증의 정도 또한 사람마다 각각 다르기 때문에 정확한 발생원인을 검사하고 관리하여야 통증을 근본적으로 치유할 수가있다.
　족심도 건강관리는 정확한 검사로 우리 몸의 통증과 질병을 예방·치유할 수 있는 건강법이다.

제 4 장

족심도 반사구 반사점 질병관리

제 5 장

여성건강 관리

 식욕부진 및 미각장애

과로로 인한 피로, 스트레스, 계절의 변화 등의 원인으로 식욕부진 현상이 일어나게 된다.

신체의 기능에 특별한 병적인 이상이 없으면서 식욕이 없는 경우에는 충분한 수면을 취하며 규칙적인 생활과 적당한 운동이 식욕을 나게 하여 줄 것이다. 소화기 계통 질병이나 내분비계통 질환 및 급만성염증성 질환이 발생하면 식욕을 상실하게 되며 여성의 경우 날씬한 몸매를 유지하기 위하여 식사를 거르거나 불규칙하게 함으로써 영양상태가 불균형되어 체중이 감소하면서 입맛을 잃어 버리는 경우도 있다. 특히 밥맛과 입맛을 한꺼번에 잃어 고통스러울 때 소화기계통과 내분비계통의 족심도 반사구 요법을 실시하여줌으로써 미각장애를 극복하고 입맛과 밥맛을 회복하게 될 것이다.

◆ 관리 반사점 : 위장, 십이지장, 소장, 상행결장, 복강신경 총, 갑상선, 생식기계, 비장 등의 반사점

 ## 위통과 위경련

위는 기능의 전달이 아주 예민하고 빠른 장기이다. 그러므로 현대인들은 항상 바쁜 가운데 생활하게 되므로 과로, 스트레스 등으로 인한 신경성 위장병을 호소하며 여성들은 비만을 염려해 불규칙한 식사습관으로 위장병이 늘어나고 있는 추세이다. 위의 기능이 저하되면 구토와 위통의 증상이 일어나게 되며 식사 전, 후에 명치 주위가 쓰리고 통증을 느낀다. 위궤양의 원인은 여러 가지가 있으나 식사불규칙으로 인하여 위액이 위벽 일부를 손상시키고 위에 구멍을 뚫어 일어나는 현상이다. 규칙적인 식생활과 충분한 수면을 취하며 자극성 음식을 피하고 족심도요법을 병행하여 위통을 치유하면 건강을 회복하게 될 것이다.

♦ 관리 반사점 : 위장, 췌장, 십이지장, 소장, 복강신경 총, 방광 등의 반사점

 비만

비만은 필요 이상의 지방질이 축적된 것을 말하며 현대의학은 표준체중 20% 이상을 초과할 경우 비만증이라고 한다. 신장(cm)에서 100을 뺀 다음 0.9를 곱하여 표준체중보다 10% 이상이면 체중과다 상태이며 20% 이상이면 비만증이라고 한다. 비만은 살이 찌기는 쉬워도 살을 빼기는 무척 어려운 대체로 많이 먹고 운동량이 부족하여 생기는 난치성 비만의 경우 고혈압, 심장병, 암, 당뇨 등의 성인병과 무릎관절통, 요통 등의 질병을 호소하게 된다. 비만의 치료법은 우선 식사요법과 운동요법을 들 수 있다. 살 빼기는 살이 찌기 시작할 때와 마찬가지로 서서히 일주일에 0.5kg 정도 줄여 주는 것이 가장 적당하다. 갑작스런 살 빼기는 위험하므로 삼가는 것이 좋다. 족심도 요법으로 비만치료와 살 빼기를 시작하면 서서히 자기체질로 돌아가며 꾸준히 실행하면 아주 만족스러운 효과를 보게 될 것이다.

◆ 관리 반사점 : 뇌하수체, 갑상선, 부 갑상선 위장, 췌장, 십이지장, 소장, 복강신경 총, 신장, 요관, 방광 등의 반사점

❋4 변비와 치질

변비의 가장 중요한 원인은 불규칙한 식사와 잘못된 배변습관이며, 변비는 똥을 잘 누지 못하는 병이다. 섭취한 음식물은 식도를 지나 위장에서 죽처럼 부서져서 소장으로 옮겨지면서 초록색의 담즙과 섞인 다음 식물의 영양소는 작은창자 벽 속으로 흡수 분해되어 60조나 되는 몸의 각 세포에 전달되며 나머지 찌꺼기와 수분은 대장으로 밀려나가 항문으로 배설된다. 변비가 있게 되면 니트로소아민, 페놀인돌, 메타놀 등 냄새가 독한 가스가 발암물질을 작용하거나 대장암을 유발하는 경우도 있다.

하루 세 끼의 식사와 일정한 시간에 변기에 앉아 있으면 변의를 자연스럽게 느끼게 된다. 불필요하게 변을 오래 참는 것도 변비의 주원인이라고 한다. 숙변에 대한 공포심을 갖지 말고 배에 힘을 주어 배변하려고 노력하면 변비로부터 해방될 수 있을 것이다.

치질은 두 발로 걷는 인간의 심장으로 올라가는 정맥혈관의 혈액 순환 장애로 인한 숙명적인 병이라 할 수 있으며 네 발 짐승은 치질이 없는 것도 같은 이유 때문이다.

치질은 항문부위 정맥혈관이 약해져서 불거져 나오는 현상이다. 치질 예방은 변비나 설사가 없도록 각별히 유의하여야 하며 따뜻한 물로 좌욕을 하면 효과가 좋다. 족심도 건강법은 변비와 치질을 동시에 치료하는 효과를 볼 수 있으며 내치나 외치로 고생할 경우는 꾸준히 실행하면 좋은 결과를 체험하게 된다.

> ◆ 관리 반사점 : 위장, 췌장, 십이지장, 소장, 상행결장, 횡행결장, 하행결장, 직장, 항문, 복강신경 총, 하신 임파선, 담낭, 방광, 생식기 등의 반사점

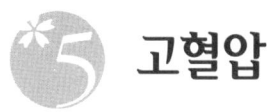 # 고혈압

고혈압 증상은 흔히 뒷목이 뻐근하거나 머리가 쑤시고 아프며 수족이 마비되는 현상이 있으나 평소의 혈압이 높은 것과는 달리 이러한 증상은 정상 혈압에서도 올 수 있다.

고혈압인 경우 대개는 별다른 증상이 없기 때문에 무시해 버리기 쉽다. 160mmHg/90mmHg인 혈압이 정상 혈압이다. 고혈압을 두려워 하는 이유는 신부전, 뇌졸중, 전신피로감, 두통 등의 발병 증세를 일으키게 되기 쉽기 때문이다.

혈압이 항상 높고 거의 변화가 없는 본태성 고혈압은 전문의의 검사를 받아 혈압약을 복용하면서 식생활, 숙면, 운동 등으로 규칙적인 생활을 하면서 족심도 반사구 요법을 꾸준히 계속하면 정상혈압을 유지하면서 건강한 생활을 영위할 수 있으며 그 효력을 본인이 확실히 느낄 수 있을 것이다.

◆ 관리 반사점 : 뇌하수체, 목, 경추, 심장, 비장, 신장, 간장, 폐, 흉, 흉선, 상신, 하신 임파선 반사점

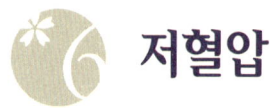 저혈압

저혈압의 증상은 머리가 맑지 못하고 무거우며 손발이 차고 몸이 나른하고 피로를 쉽게 느끼며 식욕이 없고 어지러운 증상이 나타난다. 그러나 저혈압은 병이 아니라고 말한다. 옛날부터 저혈압인 사람은 장수한다고 한다. 다만 기립성 저혈압인지의 감별은 필요하다. 앉아 있다가 갑자기 일어설 때 혈압이 떨어져 일시적으로 피가 하반신으로 몰리며 어지럽다던가 심한 경우에는 고통을 당하기 때문에 뇌 부위에서 충격을 받지 않도록 주의 하여야 한다. 일상생활에서는 물론 식음, 숙면, 과로, 스트레스 등은 특별히 주의하는 것이 좋다.

◆ 관리 반사점 : 뇌하수체, 대뇌, 소뇌, 전두골, 삼차신경, 심장, 비장, 신장, 간장, 흉선 등의 반사점

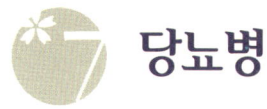 당뇨병

당뇨병을 갖고있는 환자는 췌장에서 인슐린이 충분히 만들어지지 않았거나, 근육이나 지방조직 간장이나 기타조직 다른 세포에서 인슐린이 제대로 작용하지 못하게 되었기 때문에 혈중 포도당 농도가 높다. 당뇨병은 두 가지 형태로 구분할 수 있다. 첫째는 췌장에서 인슐린을 충분히 못 만들거나 아예 생산을 하지 못해서 발생되는 당뇨병으로 주로 어린 아이들에게서 발병한다. 둘째는 인슐린은 만들어 지지만 체내 장기에서 제대로 사용하지 못해 발생되는 인슐린 의존성 당뇨병이다.

당뇨병은 부자병 또는 평생병이라고 한다. 인슐린 의존성당뇨나, 인슐린 비의존성당뇨이든 당뇨병에 걸리면 완치는 대단히 어려운 병이다. 당뇨병은 이 병 자체보다 신장염, 폐렴, 고혈압 등의 합병증에 더욱 주의하여야 한다. 당뇨병의 치료는 약물요법, 식이요법과 운동요법을 활용하면서 족심도 반사구를 꾸준히 실행하면 건강한 생활을 영위할 수 있다.

◆ 관리 반사점 : 뇌하수체, 대뇌, 소뇌, 삼차신경, 위장, 췌장, 십이지장, 소장, 대장, 심장, 비장, 신장, 간장, 갑상선, 부 갑상선, 자궁, 생식선, 상·하신 임파선 등의 반사점

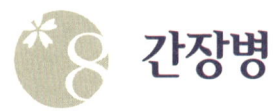

간장병

간의 영양혈관은 산소를 운반하고, 기능혈관은 위장, 소장, 대장, 비장, 췌장에서 정맥혈을 모은 영양소를 많이 함유하고 신장에서 여과된 혈액이 간장으로 흘러 간의 기능이 좋아지고 담즙을 분비하며 생명을 유지하는데 대단히 중요한 장기이다.

간장병에 걸리기 쉬운 간장질환으로 급·만성간염, 간경화, 지방간 등이 있고 간은 외분비 샘으로 하루에 약 600ml의 담즙을 분비하는데 담낭의 기능이 저하되어 담즙이 담관을 통하여 장으로 배설되지 못하고 혈관 속으로 흡수되어 혈중농도가 높아진 것을 황달이라고 한다. 이러한 간기능과 담낭기능에 장애가 있을 때 정신을 집중하고, 족심도 반사구 건강관리를 실시하면 만족할 수 있는 생활의 즐거움을 체험하게 될 것이다.

◆ 관리 반사점 : 위장, 십이지장, 췌장, 간장, 담낭, 심장, 비장, 흉선, 신장, 상신 임파선 등의 반사점

여드름

면역체계를 통해 인체를 보호하는데 면역반응은 세균이나 바이러스와 같은 해로운 것들이 몸에 닦아오는 것을 감지할 때마다 작동하는데 우리의 손에만 2억 개의 세균이 있으며 지금 순간에도 세균에 감염되고 면역체계는 외부의 세균을 물리치는 기능을 계속하고 있다.

여드름은 현대의학에서도 왜 생기는지 명확하게 원인을 밝혀 내지 못하고 있다. 여드름은 「청춘의 심볼」이라 하듯이 사춘기에 접어들면서 성호르몬의 분비가 증가되면서 피지의 작용이 왕성하여 일종의 기름기가 얼굴에 많이 끼게 되며 얼굴의 세균이 염증을 일으키는 것이 여드름이며, 사춘기 남녀의 80%가량이 경험할 정도로 흔한 피부질환이다.

여드름의 치료방법은 뚜렷하게 효과를 거둘 만큼 만족스러운 방법이 없다고 한다. 그러나 족심도 반사구요법은 여드름 치료에 탁월한 효과를 거두고 있다. 깨끗한 피부를 유지하기 위하여 꾸준한 노력이 필요하다.

◆ 관리 반사점 : 심장, 비장, 신장, 생식기, 전립선, 자궁, 복강구, 뇌하수체, 대뇌, 갑상선, 부 갑상선, 상·하신 임파선 등의 반사점

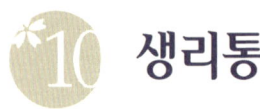 # 생리통

생리통은 여성들이 호소하는 여성 특유의 생리트러블이 심한 통증과 생리불순이 수반되는 통증으로 가장 많은 불편 증상 중의 하나라 하겠다. 생리통의 정도에 따라 허리와 하지에 극도로 통증이 심한 경우 주의하여야 하며 구토, 요통, 전신피로, 불안, 어지러움 등의 신체적 증세가 나타나기고 하고 일상생활에 지장을 겪을 정도로 심한 생리통에 시달리는 여성도 많다.

생리통의 해결방법은 하복부를 부드럽게 마사지하고 팩으로 따뜻하게 하여주며 국소마사지를 하여 풀어 주면서 족심도 반사구 요법을 병행하면 좋다.

> ◆ 관리 반사점 : 갑상선, 뇌하수체, 복막, 직장, 생식기, 자궁, 복강구, 복강신경 총, 상·하신임파선 등의 반사점

⑪ 불임증

여성불임이 늘어나고 있다. 불임은 남녀 모두에게 원인을 찾을 수 있으며 또한 남성과 여성, 어느 쪽에도 기능적인 문제가 없는데도 임신이 되지 안는 경우도 있으며 최근 여성의 불임이 늘어나는 추세라고 한다.

불임의 원인은 다양하고, 그 원인에 따라 해결법 또한 다양하다. 불임의 검사와 해결 방법은 부부가 함께 정밀 검사를 받고 불임 원인에 대한 대책을 찾는 것이 무엇보다도 중요하다. 여성의 경우 난관이나 자궁 내막증상 같은 생식기계통의 질환에 의하여 나타나며 배란이상과 난관이 막혀 정자와 난자가 결합한 수정란이 자궁에 도달하지 못해 임신에 이르지 못하는 경우도 있다.

◆ 관리 반사점 : 뇌하수체, 갑상선, 생식기, 자궁, 복막, 복강구, 상·하신 임파선 등의 반사점

12 갑상선

세포의 대사와 생식기능을 조절하며 갑상선 호르몬을 조절하는 후두 및 기관 양 옆에 부착하고 있는 연분홍색 나비모양의 실질기관이다. 갑상선의 기능은 신진대사, 수분과 염분을 정상화하고, 피하지방질을 균등하게 하며 심장에서 공급되는 피의 기능을 증가시키고 위장기능촉진, 정력증강 등의 중요한 기능을 가지고 있다.

갑상선이 문제를 일으키면 건강에 큰 피해를 입힐 수 있다. 그 가운데 갑상선기능항진증상은 갑상선에서 너무 많은 갑상선 호르몬이 과다생성될 때 생기는 병으로 각종 염증, 임신, 기타 갑상선 내 양성종양 등에 의해 유발되며 정상적인 생활을 하기 힘들 정도로 많은 문제가 발생된다. 몸이 제대로 작동하지 아니하고 신체대사가 활발해지며 체중이 줄고 식용증가로 과식을 하며 머리카락이 부서지고 더위를 참기 힘들며 피로감이 생기고 더러는 심장이 빨리 뛰는 빈맥이 발생하기도 하는데 자칫 생명이 위험해질 수도 있다.

자가진단 방법으로 세밀하게 관찰하면 약 절반정도는 목에 뭔가 밖으로 튀어나온 것을 발견할 수 있으며 이런 증상이 갑상선호르몬의 과잉생산을 일으키는 원인이 되기도 한다.

갑상선기능 항진증상 경우 여성이 남성보다 3~4배, 갑상선기능 저하증상은 무려 30배가 많은 정도이나 아직까지 발병원인과 여성에게 많이 나타나는 증상의 원인은 현대의학의 숙제로 남아 있다. 특히 족심도 반사구요법으로 갑상선 반사구를 관리하면 비만을 다루는데도 효과가 있다. 비만은 비만 자체뿐만 아니라 합병증을 일으키는 요인이 되므로 특별히 관리 하여야 한다.

◆ 관리 반사점 : 갑상선, 부 갑상선, 뇌하수체, 대뇌, 소뇌, 심장, 비장, 신장, 간장 등의 반사점

13 무릎관절 통증

슬관절은 체중을 경골에 전달하기 때문에 팽대되어 있고, 연골로 싸여 연골운동이 가능하게 있어서 경골과 함께 슬관절을 형성한다. 동의보감 뇌 경맥 편에 비증, 역절풍, 슬종통이라 하며 종통, 한습, 습사가 경락을 침범하였다가 삼음경, 간, 비, 신이 허약한 경우 습을 제거하며 한기를 몰아내고 간을 보호하고 신을 좋게 하여 치료한다고 한다.

무릎관절의 통증은 그 종류가 수없이 많으나 주로 퇴행성관절염 또는 골관절염이라고도 하며 류마티스 관절염은 원인불명의 만성 염증성 질환을 말하며 통풍성 관절염은 요산의 대사장애로 오는 질병으로 이러한 증상은 무릎의 통증을 일으켜서 생활의 불편을 느끼고 자리에서 일어나지 못하는 경우도 있다.

또한 무릎관절 통증을 호소하는 사람 중에는 신체의 균형이 고르지 못하고 비만으로 상신은 비대하며 하신이 허약하여 하체가 상체를 지탱하기에 많은 체중이 눌려서 무릎관절에 손상이 오는 경우도 있으며, 각부의 기능저하, 근육노화, 혈액순환장애 등으로 무릎관절 통증과 무릎관절 염증이 발병하게 된다.

이와 같은 무릎관절 통증을 호소하는 사람이 많다. 그러나 현대인들은 너무나 바쁜 가운데 생활하고 있기 때문에 가벼운 증상을 느끼면서도 치료를 하지 못하고 시간을 보내다가 나중에 큰 불편을 가져오게 된다. 무릎관절에 증상이 있을 때 족심도 건강관리로 자기 자신이 스스로 치료하여 주면 아주 좋은 효과를 체험할 수 있을 것이다.

◆ 관리 반사점 : 슬관절, 심장, 비장, 신장, 부 갑상선, 부신경, 좌골신경, 하신 임파선 등의 반사점

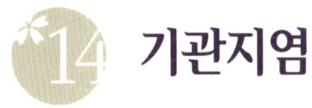 기관지염

기관지염은 기관지에 염증이 발생하여 기침, 객담, 가슴통증 등의 증상을 보이는 질환이다. 급성기관지염은 감기로 인한 바이러스 감염으로 생기며 감염 후 증상이 사라진 뒤에 다시 호흡기 증상이 나타나는 경우를 말하며, 만성기관지염은 기관지 자극 물질에 오랫동안 노출되어 가래와 기침이 나오는 염증으로 기관지 확장증상이나 폐결핵 등 다른 질환이 없이 이러한 증상이 지속되는 것이다.

충분한 수분섭취와 과로를 피하고 흡연을 금하며 오염된 공기를 피하는 자세가 필요하며 주의를 하여야 한다. 족심도 건강관리로 건강을 회복하기 바란다.

◆ 관리 반사점 : 폐, 기관지, 편도선, 목, 식도, 심장, 비장, 흉선, 상신임파선 등의 반사점

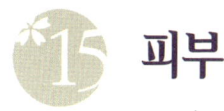 # 피부

여성은 누구나 연령에 관계없이 아름다운 피부와 건강한 삶에 대한 관심도가 높다. 그러나 현대 여성은 각종 피부질환으로 고통을 당하고 있다. 우선 고운 피부를 유지하려면 몸 전체가 건강하여야 하며 고른 영양섭취, 충분한 수면과 정서적인 안정감, 적절한 운동이 중요하고 스트레스나 환경, 피부에 맞지 않는 화장품 때문에 화장품 알레르기성 피부염증과 속옷, 팬티스타킹으로 사타구니와 가슴에 피부질환이 생기는 경우도 있다.

여성의 피부는 나이에 따라 노화되는 것은 어쩔 수가 없으며 햇볕에 노출되어 자외선으로 피부가 탄력을 잃게 되면 피부의 노화도 빨리 오게 되고 피부가 쉽게 늘어지게 되고 피부가 흰 사람은 심한 피부질환이 생길 수도 있다.

나이가 들면 표피에서 새로운 세포를 만들어 내는 속도가 더뎌진다. 표피가 햇빛에 손상을 입으면 세포층의 두께가 20개 깊이에서 2개정도의 깊이로 얇아진다. 피부를 젊게 만드는 방법 가운데 하나는 피부가 새 세포들을 만들어 내도록 자극하는 것이다.

노화가 가장 먼저 찾아오는 부위 가운데 하나가 피부다. 사춘기에 생기는 여드름 치료는 생식기를 잘 다스려 주고 피부병이나 뾰루지와 같은 피부질환은 비장과 내분비계통을 집중적으로 관리하여 주면 깨끗하고 고운 피부를 유지할 수 있을 것이다.

◆ 관리 반사점 : 뇌하수체, 전두골, 삼차신경, 생식기계, 자궁, 심장, 비장, 신장, 간장, 폐, 위장, 소장, 십이지장, 직장 등의 반사점

16 갱년기 장애

여성의 경우 난소가 생식선기능을 담당한다. 난소는 난자를 만들어 내는 곳이다. 폐경기에는 단순한 생리중단 뿐만 아니라 임신과정 및 여성의 2차 성징을 도와주던 에스트로겐과 프로제스테론이라는 호르몬 분비도 줄어든다.

원래는 호르몬이 점진적으로 감소되기 때문에 경미한 증상을 느낀다고 하지만 사람마다 증상이 다르게 나타나는 현상이 갱년기증상 이라고 한다.

갱년기는 40대 초반 여성에게는 갱년기 공포증을 느끼게 하며 심지어는 30대 중반이후의 여성은 신체의 변화를 느끼며 생리주기가 불규칙하거나 양과 기간이 비정상적으로 변하고 생리통이 심해지면 갱년기의 시초로 생각할 수 있다.

갱년기의 증상으로는 안면에 홍조 현상이 나타나고 불면증, 성욕상실, 우울증 등의 불편한 증상들이 다양하게 나타나고 질병에 감염될 가능성도 높아지며 갱년기 장애는 심리적으로 이젠 늙어진다는 생각으로 충격을 받게 된다.

갱년기 장애는 체질에 따라서 시기가 다르게 나타나지만 여성은 누구나 갱년기를 겪게 된다. 그러나 무엇보다 중요한 것은 갱년기를 지혜롭고 건강하게 넘기는 것이 바람직하다. 갱년기 장애로 인한 증상으로 조기 폐경이 오든지 또는 30대 중반에 갱년기가 오더라도 갱년기에 나타나는 증상이나 질병을 예방하여 불편을 줄이며 건강한 생활을 할 수 있는 방법으로 족심도 건강법을 실천하면 갱년기 장애는 염려하지 않을 정도로 크게 도움이 될 것이다.

◆ 관리 반사점 : 뇌하수체, 대뇌, 소뇌, 삼차신경, 심장, 비장, 흉선, 신장, 간장, 자궁, 생식기, 복강구, 갑상선, 부 갑상선 등의 반사점

1 두통

두통의 원인은 여러 가지 증상으로 나타나는 경우가 많고 여성에게 많이 나타나는 질병이다. 편두통이 오기전의 질병은 내분비계통의 질환으로 인한 병이 가장 많으며 뇌의 질환 또는 눈, 코, 귀의 질환이 두통의 원인이 되며 피로나 수면부족으로 두통이 오는 경우도 있으나 과로나 긴장 등의 스트레스로 머리의 근육이 지속적으로 수축 함으로서 일어나는 긴장성 두통은 특히 여성에게 많다.

목 부위의 혈액순환장애와 어깨주위의 근육경직으로 인하여 두통이 발생될 수가 있으며 과로는 피하는 것이 좋다. 특별한 증상이 없이 두통을 호소하는 여성들 가운데는 발에 맞지 않는 굽이 높고 꽉 쪼이는 구두를 신어서 두통을 유발하는 경우가 있으며 발에 맞지 않는 구두는 두통 뿐만 아니라 다리의 신경은 모두 허리에서 나와 뇌에 연결되는데 발에 불쾌감이 생기면 스트레스가 원인이 되어 두통과 혈압상승을 유발하여 신체의 건강을 해치게 된다. 족심도 건강법은 본인 스스로 내분비계통과 눈, 귀, 코의 질환은 물론 뇌신경까지도 다스려서 근본적으로 두통을 치유할 수 있다.

◆ 관리 반사점 : 뇌하수체, 대뇌, 소뇌, 삼차신경, 목, 견, 눈, 귀, 코, 부 갑상선 등의 반사점

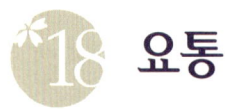 요통

허리통증을 호소하는 여성들의 수가 점차 늘어나고 있다. 중년 여성이하 요통을 호소하는 경우 출산의 산후조리와 산부인과적 이상으로 요통이 발생하였다고 생각하나 자궁에 이상이 있기보다는 골관절 신경계통의 이상으로 허리통증이 발생한다.

요통의 원인을 들면 상체비만으로 척추에 가압되는 중력으로 인한 통증과 요추 조직의 질병, 내장기관의 질환, 요추에 무리한 부담을 주는 운동으로 인한 통증, 하반신의 노화현상과 갑자기 취한 동작으로 허리를 삐었을 경우의 급성요통, 또는 직업상 장시간 앉아서 일을 하거나 서서 있는 사람도 만성요통을 호소하며 중년기를 넘어 퇴행성 관절염이나 폐경기의 골다공증 등 가장 흔한 요통의 원인으로 들 수 있다.

자신의 허리 상태를 자가 진단하는 방법은 방바닥에 누워서 허리 밑에 손을 넣고 허리 사이 공간이 크면 클수록 요통질환이 발생하는 가능성이 있으므로 특별히 주의 하여야 한다.

허리통증을 흔히 디스크라 하는데 허리근육은 무릎근육과 비슷한 역할을 한다. 허리근육은 몸무게의 상당한 부분을 감당해내는데 사실 그만큼 강하지 않다.

척추는 직립구조를 유지하기위해 골반근육을 의지하기도 한다. 요통의 예방과 치료는 족심도 건강관리로 요통을 확실히 해결하여 줄 것이다.

◆ 관리 반사점 : 경추, 흉추, 요추, 미골, 고관절, 내측천골, 외측천골, 신장, 직장 등의 반사점

19 견 관절 통증

어깨 결림의 통증을 호소하는 여성들이 많이 있다. 견 관절 통증의 원인은 여러 가지가 있으며 소화기계통인 위나 장의 기능이 원활하지 못하거나 어깨에 무리한 부담이 가중되는 운동이나 팔과 어깨를 많이 쓰는 직업에 종사하는 사람들이 특히 어깨통증으로 고통을 받고 있으며 통증이 생기면 즉시 통증을 풀어 주지 않으면 시간이 경과할수록 만성화 되어 만성 직업병으로 고통 받게 되는 경우가 된다. 여성들이 나이를 먹으면서 40견, 50견이라고 하는 어깨관절통도 많은 사람에게 나타나고 있다.

이는 어떤 직업에 종사하든 사전에 예방을 게을리한 자신에게도 책임이 있다. 어깨관절 통증은 급성과 만성으로 나눌 수 있으며 심하게 악화될 경우 팔을 올리지도 못하고 어깨가 쑤시며 잠을 이루 못할 정도로 고통을 느끼게 된다. 견 관절 통증은 먼저 견 관절 반사구와 견갑골 반사구를 검사한 다음 견 관절과 견갑골 반사구에 족심도 반사구 요법을 행하여야 한다.

◆ 관리 반사점 : 목, 경추, 견, 견갑골, 위장, 십이지장, 소장, 대장 등의 반사점

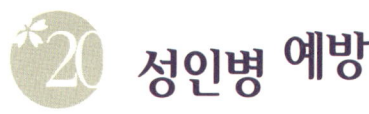

성인병 예방

여성은 임신과 출산의 생리적인 조건 때문에 남성보다 많은 질환에 걸릴 수 있는 건강공포증에 시달릴 수밖에 없다. 현대인의 생활은 누구나 바쁜 가운데 생활하지만 특히 여성은 자신의 건강이 현재 어느 정도인지를 알지도 못하고 있으면서 여성의 건강은 가정과 자녀의 건강에 절대적인 영향을 미치기 때문에 특별한 주의가 필요하다. 사람은 나이가 들면서 신체의 기능도 저하되고 일단 발병되면 치유력도 떨어지기 때문에 회복이 늦어진다.

여성 건강의 가장 중요한 시기는 임신기, 폐경기 전·후로 노년기 건강을 위하여 자신의 건강관리에 소홀히 하여서는 아니 될 것이다. 각종 성인병을 예방하고 치료하는 방법은 그 수를 헤아릴 수 없겠으나 족심도 건강법으로 더욱 건강하고 행복한 삶을 영위할 수 있으며 족심도 건강법을 바르게 알고 행한다면 당신의 건강을 확실히 지켜줄 것이다.

◆ 관리 반사점 : 뇌하수체, 대뇌, 심장, 비장, 신장, 간장, 폐, 흉선, 갑상선, 횡격막, 위장, 십이지장, 소장, 요관, 방광, 자궁, 생식기, 흉추, 고관절, 슬관절

❖ 협회에서 알립니다 ❖

사람은 누구나 건강하게 장수하기를 원한다. 어린아이에서 노인에 이르기까지 가장 중요한 것이 건강이다. 현대 문명사회는 생활환경의 많은 변화 속에 주거, 음식, 그리고 교통문화의 많은 부분이 건강생활과 역행하고 있는 것이 현대사회이다.

이러한 생활 가운데 시간과 장소, 그리고 특별한 기구에 구애받지 않고 손으로 언제 어디서나 자기 자신의 병을 예방·치료할 수 있는 것이 바로 족심도 건강법이다.

족심도 건강법은 급·만성 통증이나 그 통증으로 인한 신체의 불편함을 그 자리에서 즉시 해소하고 몸을 부드럽게 하는 신비로운 요법이며, 인체의 병을 다스리는 건강법이다.

세계족심도협회는 족심도 건강관리법을 자세히 알고 배우기를 원하는 독자들을 위해 프로그램을 마련하여 매주 2회 6주간 회원을 모집·지도하고 있다.

세계족심도협회
회장 이영일 (010-8718-8879)
실장 이경순 (010-7157-8875)
e-mail: lee2012011@hanmail.net